骨质疏松症

中医药干预技术及临床运用精粹

主审◎赵　荣
主编◎黄　梅　王祖红　任泽琴

中国健康传媒集团
中国医药科技出版社

内 容 提 要

中医药防治骨质疏松症具有副作用小、见效快、操作简便、疗效持久等优势，目前临床应用广泛。本书从中医角度阐述骨质疏松症的历史沿革、病因病机、辨证论治，从西医角度介绍骨质疏松症的发病特点、分类诊断、临床表现，并对当前中药、中成药、针灸、推拿、气功、保健品、食疗等防治骨质疏松症的方法做简要介绍，以期为读者提供骨质疏松症的防治思路及建议。本书适合针灸推拿、骨科专业以及中医爱好者阅读参考。

图书在版编目（CIP）数据

骨质疏松症中医药干预技术及临床运用精粹 / 黄梅，王祖红，任泽琴主编 . — 北京：中国医药科技出版社，2023.11

ISBN 978-7-5214-4157-4

Ⅰ . ①骨… Ⅱ . ①黄… ②王… ③任… Ⅲ . ①骨质疏松—中西医结合疗法 Ⅳ . ① R681.05

中国国家版本馆 CIP 数据核字（2023）第 185575 号

美术编辑 陈君杞

版式设计 也 在

出版 **中国健康传媒集团** | 中国医药科技出版社

地址 北京市海淀区文慧园北路甲 22 号

邮编 100082

电话 发行：010-62227427 邮购：010-62236938

网址 www.cmstp.com

规格 710×1000mm 1/16

印张 15 1/4

字数 232 千字

版次 2023 年 11 月第 1 版

印次 2023 年 11 月第 1 次印刷

印刷 三河市万龙印装有限公司

经销 全国各地新华书店

书号 ISBN 978-7-5214-4157-4

定价 49.00 元

获取新书信息、投稿、为图书纠错，请扫码联系我们。

编委会

序言

笔者开展骨质疏松症的研究至今已有22年，随着研究的不断深入，对骨质疏松症的认识也在不断的更新和完善。目前学界普遍认为骨质疏松症是临床常见的代谢性骨病，病理机制是正常的骨重塑过程被破坏，骨吸收大于骨形成，发生骨质疏松症的危险因素包括绝经、衰老、结缔组织病变、长期接受糖皮质激素治疗、长期过量饮酒等。

但是事实上，骨质疏松症是多种因素作用于骨的复杂过程，对骨质疏松症的认识应该包括以下几个方面。

一是骨质疏松症的预防。虽然骨质疏松症多发生于老年人，可以说年龄大于80岁的高龄老人都会有不同程度的骨质疏松症，这是一种与年龄呈正相关的疾病，但对骨质疏松症的预防却是贯穿人的一生。如果能在青少年期加强运动，保证足够的营养供给，那么就能获得较高的骨量峰值(简称骨峰值)，也就会拥有一个丰富的“骨量银行”，而这个“骨量银行”会让人在步入绝经，走入老年的时候，有更多的骨量去慢慢流失，从而延缓骨质疏松症的发生，减轻骨质疏松症的症状，避免脆性骨折的发生。

二是骨质疏松症的发病原因。虽然骨质疏松症是一种代谢性骨病，是骨吸收大于骨形成所导致的骨重塑平衡被打破，但骨质疏松症的发病因素却是复杂的，它不仅跨越了骨科、妇科、内分泌科、风湿免疫科等多个学科，而且与衰老密切相关，是内分泌、免疫、代谢、运动系统能力衰退后在骨的集中体现。

三是骨质疏松症的治疗。虽然目前从抑制骨吸收、促进骨形成等方面开展对骨质疏松症的治疗取得了一定疗效，但在预防脆性骨折的发生上，却没有起到预期的效果。而且根据骨质疏松症的发生率可以看出，对骨质疏松症的治疗应该是系统、全面的，应该包括多种方法，或者是能够同时作用于多个系统的方法。中医药疗法（尤其是针灸疗法）是能够满足这个要求的，所以深入开展中医药防治骨质疏松症的基础研究和临床研究不仅非常有必要，而且应用潜力巨大。

从 1999 年开始，我们团队从研究生课题做起，至今已立项骨质疏松症研究的各级各类课题 10 余项，其中包括国家自然科学基金课题 3 项，获得 1000 多万的研究经费。现在前期出版《针灸防治骨质疏松症》的基础上，编写《骨质疏松症中医药干预技术及临床运用精粹》一书，希望能与更多的骨质疏松症研究者分享我们的认识和研究成果，更希望能获得骨质疏松症研究者的关注，从这本书中能得到一些启发，共同从多学科交叉的角度开展对骨质疏松症的研究，为骨质疏松症的防治提出建设性的意见，根据中国人的身体特点和生活习惯，形成中国骨质疏松症防治专家共识，制定中国骨质疏松症防治指南。

赵荣

2023 年 8 月 31 日

目录

第一章　绪　论

第二章　骨质疏松症的中医认识

第三章 骨质疏松症防治技术与方法现状

第四章　治疗骨质疏松症的常用中药和经穴

第五章　骨质疏松症的中药方剂干预

第六章　骨质疏松症的中成药干预

第七章　骨质疏松症的针灸干预

第八章　骨质疏松症的推拿干预

第九章　骨质疏松症的健身气功干预

第十章　骨质疏松症的保健品干预

第十一章 骨质疏松症的中医食疗干预

第十二章 赵荣教授中医药干预骨质疏松症验案

第一章 绪论

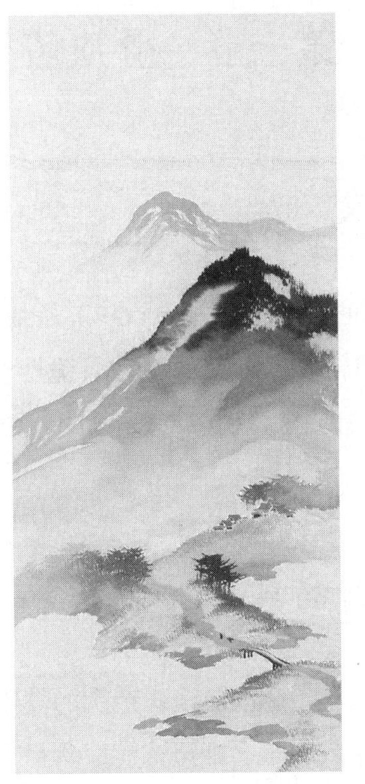

第一节 骨质疏松症概述

一、定义

骨质疏松症（osteoporosis，OP）是最常见的骨骼疾病，是一种以骨量低，骨组织微结构损坏，导致骨脆性增加，易发生骨折为特征的全身性骨病。骨质疏松症可发生于任何年龄，但多见于绝经后女性和老年男性。

二、流行病学

骨质疏松症是一个涉及全球范围的健康问题，在西方，每 4 名女性或每 8 名男性中就有 1 名罹患该病，其最严重的后果是发生骨质疏松性骨折。在美国，已有 1000 万确诊的骨质疏松症患者和 1800 万可能发展成为骨质疏松症的低骨量患者。据估计，在美国、欧洲和日本大约有 7500 万人受累，包括 1/3 的绝经后妇女和一定数量的男性患者。仅在美国和欧洲，每年大约有 250 万人因骨质疏松症引起骨折，仅此项医疗费用每年约为 230 亿美元。北欧一些国家的报告显示，60 岁以上的人口中髋部骨折发病率约为 6.9%，英国的资料显示 70 岁以上女性脊柱骨折发生率为 20%~25%，75 岁以上的女性中每年有 1% 发生髋部骨折，因髋部骨折住院的占骨科床位的 15%~25%。目前我国 60 岁以上人口已超过 2.1 亿（约占总人口的 15.5%），65 岁以上人口近 1.4 亿（约占总人口的 10.1%），是世界上老年人口绝对数最大的国家。随着人口老龄化日趋严重，骨质疏松症患病率不断攀升。早期流行病学调查显示：我国 50 岁以上人群骨质疏松症患病率女性为 20.7%，男性为 14.4%；60 岁以上人群骨质疏松症患病率明显增高，女性尤为突出。据估算，2006 年我国骨质疏松症患者近 7000 万，骨量减少者已超过 2 亿人。尽管缺乏新近的流行病学数据，但估测我国骨质疏松症和骨量减少人数已远超过以上数字。

骨质疏松症后极易发生全身各个部位的骨折，骨质疏松性骨折（或称脆性骨折）指受到轻微创伤或日常活动中即发生的骨折，是骨质疏松症的严重后果。骨质疏松性骨折的常见部位是椎体、髋部、前臂远端、肱骨近端和骨盆等，其中最常见的是椎体骨折。国内基于影像学的流行病学调查显示，50 岁以上女性椎体骨折患病率约为 15%，50 岁以后椎体骨折的患病率随增龄而渐增，80 岁以上女性椎体骨折患病率可高达 36.6%。髋部骨折是最严重的骨质疏松性骨折，近年来我国髋部骨折的发生率呈显著上升趋势。研究表明：1990~1992 年间，50 岁以上髋部骨折发生率男性为 83/10 万，女性为 80/10 万；2002~2006 年间，此发生率增长为男性 129/10 万和女性 229/10 万，分别增加了 1.61 倍和 2.76 倍。预计在未来几十年中国人髋部骨折发生率仍将处于增长期。据估计，2015 年我国主要骨质疏松性骨折（腕部、椎体和髋部）约为 269 万例次，2035 年约 48 万例次，到 2050 年约达 599 万例次。女性一生发生骨质疏松性骨折的危险性（40%）高于乳腺癌、子宫内膜癌和卵巢癌的总和，男性一生发生骨质疏松性骨折的危险性（13%）高于前列腺癌。

骨质疏松性骨折的危害巨大，是老年患者致残和致死的主要原因之一。发生髋部骨折后 1 年之内，20% 患者会死于各种并发症，约 50% 患者致残，生活质量明显下降。而且，骨质疏松症及骨折的医疗和护理，需要投入大量的人力、物力和财力，造成沉重的家庭和社会负担。据 2015 年预测，我国 2015、2035 和 2050 年用于主要骨质疏松性骨折（腕部、椎体和髋部）的医疗费用将分别高达 720 亿元、1320 亿元和

1630亿元。骨质疏松症相关骨折也带来了其他问题，比如髋部骨折一年后，60%的患者被发现至少有一项基本的日常生活活动有困难，27%的患者第一次进入疗养院，患者因为行动不便、疼痛等挥之不去的后遗症以及对护理支持需求等导致了抑郁、焦虑、便秘、失眠的发生，严重影响生活质量。

目前我国骨质疏松症诊疗率在地区间、城乡间还存在显著差异，整体诊治率均较低。即使患者发生了脆性骨折（椎体骨折和髋部骨折），骨质疏松症的诊断率仅为2/3左右，接受有效抗骨质疏松药物治疗者尚不足1/4。

三、分类

骨质疏松症是以骨代谢障碍为表现的一种全身性骨骼疾病，病因较多，目前尚未完全探明。1941年Albright首先提出“雌激素缺乏是骨质疏松症发生的原因之一”，现已得到研究证实。目前发现与骨质疏松症相关的内分泌激素至少有8种之多，全身激素与局部因子相互作用导致该病的发生。1960年Nordin提出“钙缺乏是骨质疏松症的原因之一”，1990年Frost提出神经肌肉通过生物力学机制重建骨质和骨强度。随着分子生物学的进展、骨质疏松症与遗传基因的关系逐渐引起重视，但其易感基因尚有待阐明。基于目前共同的认识，骨质疏松症依据病因可分为原发性骨质疏松症（primary osteoporosis，POP）、继发性骨质疏松症（secondary osteoporosis，SO）和特发性骨质疏松症（idiopathic osteoporosis，IJO），依据病理特点可分为高转换型骨质疏松症（high turnover osteoporosis）和低转换型骨质疏松症（low turnover osteoporosis）。

（一）病因学分类

骨质疏松症分为原发性骨质疏松症和继发性骨质疏松症。其中原发性骨质疏松症包括绝经后骨质疏松症（Ⅰ型）、老年骨质疏松症（Ⅱ型）和特发性骨质疏松症。继发性骨质疏松症指由任何影响骨代谢疾病和（或）药物及其他明确病因导致的骨质疏松症。

1. 原发性骨质疏松症

成年以后，随着年龄的增长，人体器官逐渐发生生理性退变，性腺、甲状腺、肾脏等与骨代谢相关的组织器官功能减退，对骨代谢的调节作用也逐渐减弱，从而影响骨重建。骨组织随年龄增长而钙逐渐丢失，骨密度下降，松质骨骨小梁变细、断裂，皮质骨出现板层结构紊乱、多孔等退行性改变。这种在自然衰老过程中人体组织器官生理性退行性改变在骨骼系统出现的骨质疏松症称为原发性骨质疏松症，包括绝经后骨质疏松症（postmenopausal osteoporosis，Ⅰ型骨质疏松症）和老年性骨质疏松症（senile osteoporosis，Ⅱ型骨质疏松症），前者主要与绝经后雌激素不足有关，后者主要与增龄、衰老改变有关，两者的临床特点见表 1–1。

表 1–1　Ⅰ型和Ⅱ型骨质疏松症的主要特点

内容	Ⅰ型	Ⅱ型
年龄	50~70 岁	70 岁以上
骨量丢失	主要为松质骨	松质骨、皮质骨
骨丢失速度	早期加速	较缓慢
骨质部位	椎体为主	椎体、股骨近端
PTH	正常或稍低	增高
1,25–（OH）$_2D_3$	继发性减少	原发性减少
骨矿化不良	基本没有	常伴有

2. 继发性骨质疏松症

由某些疾病或药物影响骨代谢所引起的骨质疏松症属于继发性骨质疏松症，如代谢内分泌疾病、结缔组织疾病和影响骨代谢的药物等引起的骨质疏松症，可由一种因素或多种因素引起。继发性骨质疏松症常见的原因如下。

（1）代谢性内分泌疾病：甲状旁腺功能亢进、甲状腺功能亢进、甲状腺功能减退、库欣综合征、肾上腺皮质功能减退、性腺功能减退、非正常绝经、垂体功能减退、肢端肥大症、糖尿病、慢性肾病、慢性肝病等。

（2）骨髓疾病：多发性骨髓瘤、白血病、转移瘤、淋巴瘤等。

（3）结缔组织疾病：红斑狼疮、类风湿等。

（4）营养因素：维生素 C、D 缺乏，胃肠吸收功能障碍致钙、蛋白质缺乏，微量元素缺乏等。

（5）药物因素：糖皮质激素、肝素、抗惊厥药、抗癫痫药、免疫抑制剂、性腺功能抑制药等。

（6）失用性因素：长期卧床、骨折后制动、航天失重等。

3. 特发性骨质疏松症

（1）特发性青少年骨质疏松症：多出现于 8~14 岁，发生率男女几乎相同。可有腰痛，多发性椎体压缩性骨折，有时出现长骨骨折、身高缩短，通常 3~4 年可缓解甚至治愈，可能与降钙素遗传因子缺陷有关。

（2）妊娠哺乳期骨质疏松症：从围生期至分娩后 3 个月左右，可发生分娩后一过性腰痛和椎体压缩性骨折，多在初次妊娠后发生。

（二）病理学分类

骨质疏松症是一种骨代谢平衡失常的疾病，骨代谢通过骨转换过程进行。在骨转换过程中骨吸收和骨形成保持动态的平衡。骨转换功能过高或过低均可导致骨质疏松症，前者称为高转换型骨质疏松症，后者称为低转换型骨质疏松症。

1. 高转换型骨质疏松症

高转换型骨质疏松症是骨吸收和骨形成均增加并以骨转换率增高为表现的一种病理状态，主要见于妇女绝经后早期、甲状旁腺功能亢进、甲状腺功能亢进、风湿性关节炎等。正常情况下的骨转换由于成骨细胞骨形成功能滞后于破骨细胞的骨吸收功能，会有少量的骨量丢失（每年 0.5%~1%）。若骨转换率加快则会导致骨量丢失增多，骨质中的空隙也会增加。如果骨转换率增加 5 倍，松质骨体积将减少 10%~20%，皮质骨体积可减少 1%~2%。雌激素能抑制骨转换率过高，通过抑制成骨细胞分泌 IL–6 等骨吸收刺激因子而发挥作用，故绝经后早期雌激素快速下降可使骨转换率明显加快，引起高转换型骨质疏松症。甲状腺功能亢进、甲状旁腺功能亢进、风湿性关节炎等疾病，可导致甲状旁腺激素（parathyroid hormone，PTH）和其他一些骨吸收刺激因子增多，破骨细胞分化发育加速，数量增多，溶骨活性亢进，激活的破骨细胞在骨表面移行侵蚀，形成多而深的吸收腔隙。在甲状旁腺功能亢进，PTH 分泌增多时，皮质骨的多孔状改变尤其明显。

2. 低转换型骨质疏松症

低转换型骨质疏松症是骨吸收虽增加或减少，但骨形成率降低，因而表现为低转换率的一种病理状态，主要见于老年性骨质疏松症。老年人的成骨细胞明显衰老，相关的调节机制减退，骨形成功能减弱，合成分泌类骨质减少，矿化能力降低。临床上骨代谢生化指标检测可见骨形成指标降低，老年性腺功能低下。新陈代谢降低和维生素 D 合成减少等因素也可影响成骨细胞骨形成功能，使骨转换率降低。此外，物理因素如放射、药物因素和遗传因素等也可抑制成骨细胞的数量和功能，诱发低转换型骨质疏松症。

四、病因

骨量会随着年龄的增加而逐渐下降，但不是每个人都会患上骨质疏松症，形成骨质疏松症的两个最主要的决定因素是骨峰值及其后的骨量减少速率。人们通常在 30 岁左右达到他们的骨峰值，然后骨量开始以一定的速率丢失。导致各类骨质疏松症的骨丢失病因很多也很复杂，目前认为遗传因素、峰值骨量、激素水平、衰老、营养状况、肌量减少、生活习惯、药物和疾病等因素与骨质疏松症的发生均有关联。

（一）遗传因素

原发性骨质疏松症有较强的遗传易感性。研究证明，维生素 D 受体（vitamin dreceptor，VDR）基因、雌激素受体基因、降钙素受体基因、Ⅰ型胶原 α1 基因以及 TGF-β1 基因多态性，均与骨质疏松症相关。

（二）峰值骨量

人类约在 30 岁达到骨量最高值，即峰值骨量（peak bone mass，PBM）。低 PBM 个体在以后发生骨质疏松症的风险较高，发病年龄也可能提前。尤其在青春期，各种原因导致的骨骼发育及成熟障碍都会导致 PBM 降低。PBM 主要由遗传决定，但是个体的营养状况、生活方式和疾病等因素也对 PBM 有显著的影响。决定 PBM 和骨密度的遗传因素包括：①激素受体（维生素 D 核受体、雌激素受体、降钙素受体、β3- 肾上腺素能受体、糖皮质激素受体）基因；②细胞因子、生长因子、激素和基质蛋白（TGF-β1、IL-6 等）基因；③骨质疏松症易感基因；④其他特殊基因（Reg1cp 基因、载脂蛋白 E、HLA 标志物等）。

（三）性激素缺乏

雌激素对男性、女性的骨骼均有保护作用，雌激素缺乏是绝经后骨质疏松症的主要原因。雌激素受体（estrogen receptor，ER）属于孤核受体超家族，包括 ERα 和 ERβ，是雌激素发挥作用的主要受体。除了核受体，雌激素在成骨、破骨细胞上还存在膜受体，可以非转录模式直接快速激活 cAMP 及表皮生长因子受体（epidermal growth factor receptor，EGFR）等信号途径。雌激素缺乏可以导致成骨细胞和骨细胞凋亡增加。破骨细胞也是雌激素的直接靶点。雌激素作用于 ERα 可以抑制破骨细胞的分化、增加凋亡，也可以阻碍成骨细胞、T 细胞和 B 细胞产生 RANKL，降低破骨细胞的活性。雌激素缺乏打破了骨形成和骨吸收的平衡。雄激素可以通过作用于成骨细胞上的雄激素受体来调控成骨细胞的分化，或通过芳香化转为雌激素发挥骨保护作用。随着年龄的增加，血睾酮及其他雄性类固醇激素均明显下降，是骨质疏松症的不利因素。

（四）衰老

衰老导致器官、细胞功能衰退、骨量丢失，女性绝经后雌激素减少更加剧了这一现象。随着年龄的增加，骨髓基质细胞（bone marrow stromal cells，BMSC）数量减少，伴随 BMSC 的成骨分化减弱、成脂分化增强，转录因子、非编码 RNA 参与衰老相关的 BMSC 命运分化。雌激素、雄激素的缺乏会使成骨细胞、骨细胞的抗氧化应激以及自噬能力减弱，更易受到氧化应激的损伤。同时，衰老的成骨细胞合成分泌功能降低，致使骨重建速率减慢。老年人的成骨细胞在电镜下出现明显的细胞结构的改变。骨细胞在衰老的机体也会出现数量的减少和凋亡的增加，导致骨吸收大于骨生成，骨量减少。研究证明，衰老时成骨血管减少，骨形成下降与成骨血管明显减少相关，而诱导骨再生后成骨血管增加说明成骨血管在衰老导致的骨量丢失中起重要作用。下丘脑炎症水平升高会加重机体的衰老，包括老年性骨质疏松症，其机制尚未完全阐明，目前最为认可的解释是由于下丘脑 NF-kB 通路对促性腺激素释放激素的负性调控作用，加快了机体整体性衰老进程以及骨质流失。近期的研究发现衰老进程中 Hnscr 基因表达显著减少，诱导下丘脑神经干细胞衰老，进一步导致骨量肌肉丢失。

（五）钙、维生素 D 缺乏或不足

钙的吸收与沉积是维持骨骼结构和功能的关键。维生素 D 可以增强小肠对钙质的吸收和肾小管对钙的重吸收，同时也可以通过成骨细胞上的 VDR 促进成骨细胞的分化以及类骨质的矿化。长期的钙和维生素 D 缺乏会使成骨细胞增殖分化降低，还会造成甲状旁腺功能亢进，其分泌的 PTH 可以增强破骨细胞的活性，使骨吸收增强，导致骨质减少或骨密度降低。膳食钙和维生素 D 的不足可引起儿童或青少年的佝偻病或骨质软化，成人则引起骨质疏松症。妊娠期母体需要给胎儿提供大量的钙，再加上分娩后哺乳需动用骨钙，骨钙的流失使得孕妇的骨吸收明显增强，可能引起妊娠相关性骨质疏松症和哺乳相关性骨质疏松症。在老年人中，食物来源的维生素 D 转化为有活性 1,25- 二羟维生素 D_3［1，25（OH）$_2D_3$］的能力可能会因为机体的衰老而有所降低，是老年型骨质疏松症的病因之一。

（六）肌量减少

研究发现，绝经后骨质疏松症和老年型骨质疏松症骨密度的降低与肌量减少呈正相关，肌肉可通过机械力的作用来刺激骨重建。老年人由于衰老、运动量减少以及营养不良等原因，肌肉消耗增加。这不仅导致肌肉强度的减弱，也使肌肉对骨骼的机械应力减弱，成骨降低。

（七）其他因素

不良的生活习惯包括吸烟、过量饮酒、过多饮用含咖啡因的饮料、高钠饮食等均已被证实与骨密度降低有关。糖皮质激素、抗癫痫药物、芳香化酶抑制剂、促性腺激素释放激素类似物、抗病毒药物、噻唑烷二酮类药物、质子泵抑制剂和过量甲状腺激素等药物的使用也会加重原发性骨质疏松症的发生。

五、并发症

原发性骨质疏松症的临床表现主要为疼痛、驼背及身高缩短、脆性骨折发生，其中脆性骨折是骨质疏松症最严重的并发症。健康人骨骼承受力较大，而骨质疏松症患者，轻微损伤便可引起骨折，如较低位置跌倒、咳嗽、打喷嚏、伸懒腰或睡眠翻身、手持重物，甚至无任何外伤情况下，出现自发性骨折。脆性骨折给患者造成痛苦及经济损失，增加老年人致残率和致死率。其中髋骨（股骨粗隆间和股骨颈）骨折是骨质疏松症最严重的并发症，具有致畸率、高致残率、高致死率、恢复缓慢的特点。骨折后第 1 年的死亡率高达 20%~25%，存活者中超过 50% 的患者会留有不同程度的残疾。

骨质疏松症造成的其他影响包括：脊椎向后侧凸对腹腔造成压迫，可致内脏下垂，常有便秘、腹胀、食欲减退；对胸腔压迫，形成裂孔疝，导致食物通过障碍或反流性食道炎，出现上腹部和下胸部疼痛与不适。严重驼背时可影响通气。毛发脆而无华、折断脱落，牙齿松脱、牙体松脆易折。随着进行性体力减弱、腰背部疼痛、行走时须借助拐杖，患者常对自己的健康状况评价过低，丧失生活信心，不愿参加体育运动，常闭门不出而加快病情进展，或精神紧张、焦虑，结果导致疼痛感觉增强、镇痛剂效果减弱等。

第二节　骨质疏松症的诊断及风险评估

一、骨质疏松症的诊断标准

骨质疏松症的诊断基于全面的病史采集、体格检查、骨密度测定、影像学检查及必要的生化测定，临床上诊断原发性骨质疏松症应包括两方面：确定是否为骨质疏松症和排除继发性骨质疏松症。

原发性骨质疏松症包括绝经后骨质疏松症（Ⅰ型）、老年骨质疏松症（Ⅱ型）和特发性骨质疏松症（包括青少年型）。绝经后骨质疏松症一般发生在女性绝经后5~10年内；老年骨质疏松症一般指70岁以后发生的骨质疏松症；特发性骨质疏松症主要发生于青少年，病因尚未明确。

继发性骨质疏松症也称为Ⅲ型骨质疏松症，由内分泌代谢系统疾病、结缔组织疾病、药物及肾脏、消化系统疾病等引起。

（一）诊断原则

骨质疏松症诊断一般以骨量减少、骨密度下降以及（或者）发生脆性骨折等为依据。骨密度检查结果对于人群的早期诊断比较重要。实验室生物化学指标可以反映人体骨形成和骨吸收情况，但不能用于诊断骨质疏松症。

（二）基于骨密度测定的诊断

双能X线骨密度测量（dual x-ray absorptiometry，DXA）测量的

骨密度是目前通用的骨质疏松症诊断指标。对于绝经后女性、50 岁及以上男性，建议参照世界卫生组织（World Health Organization，WHO）推荐的诊断标准。基于 DXA 测量结果(表 1–2)：骨密度值低于同性别、同种族健康成人的骨峰值 1 个标准差及以内属正常；降低 1~2.5 个标准差为骨量低下(或低骨量)；降低等于和超过2.5个标准差为骨质疏松症；骨密度降低程度符合骨质疏松症诊断标准，同时伴有一处或多处脆性骨折为严重骨质疏松症。骨密度通常用 T– 值(T–Score)表示，T– 值=(实测值–同种族同性别正常青年人峰值骨密度)/同种族同性别正常青年人峰值骨密度的标准差。

表 1–2　基于 DXA 测定骨密度分类标准

分类	T– 值
正常	T– 值≥ –1.0
低骨量	–2.5<T– 值 <–1.0
骨质疏松症	T– 值≤ –2.5
严重骨质疏松症	T– 值≤ –2.5+ 脆性骨折

对于儿童、绝经前女性和 50 岁以下男性，其骨密度水平的判断建议用同种族的 Z 值表示，Z 值 =（骨密度测定值–同种族同性别同龄人骨密度均值）/ 同种族同性别同龄人骨密度标准差。将 Z 值≤ – 2.0 视为“低于同年龄段预期范围”或低骨量。

（三）基于脆性骨折的诊断

骨质疏松性骨折（脆性骨折）指受到轻微创伤或日常活动中即发生的骨折。诊断需具备以下指征：

①无明确暴力损伤史或具有低能量损伤史；

②骨折影像学检查证据；

③需要鉴别诊断，排除其他原因造成的骨折。

髋部或椎体发生脆性骨折，不依赖于骨密度测定，临床上即可诊断骨质疏松症。而在肱骨近端、骨盆或前臂远端发生的脆性骨折，即使骨密度测定显示低骨量（–2.5 < T– 值< –1.0），也可诊断骨质疏松症。诊断标准见表 1–3。

表 1–3 基于脆性骨折的诊断标准

骨质疏松症的诊断标准（符合以下三条中之一者）
· 髋部或椎体脆性骨折
· DXA 测量的中轴骨骨密度或桡骨远端 1/3 骨密度的 T– 值≤ – 2.5
· 骨密度测量符合低骨量（ – 2.5 < T– 值< – 1.0）+ 肱骨近端、骨盆或前臂远端脆性骨折

二、骨质疏松症的临床表现

骨质疏松症初期通常没有明显的临床表现，因而被称为“寂静的疾病”。但随着病情进展，骨量不断丢失，骨微结构破坏，患者会出现骨痛、腰膝酸软、脊柱变形、骨质疏松性骨折，严重者甚至影响患者心理状态和生活质量。

1. 疼痛

常见腰背疼痛或全身性骨痛，通常在翻身、起坐及长时间行走后出现，夜间或负重活动时疼痛加重，甚至活动受限等。

2. 腰膝酸软

常见腰膝酸软、肢体乏力、腿脚拘挛，严重者可以出现步履艰难等。

3. 脊柱变形

严重骨质疏松症患者，因椎体压缩性骨折，可出现身高变矮或驼背等脊柱畸形。多发性胸椎压缩性骨折可导致胸廓畸形，甚至影响心肺功能。

4. 骨折

骨质疏松性骨折属于脆性骨折，通常是指在受到轻微创伤或日常活动发生的骨折，是骨质疏松症的最严重后果及并发症。脆性骨折的常见部位为椎体（胸、腰椎），髋部（股骨近端），前臂远端和肱骨近端；其他部位如肋骨、跖骨、腓骨、骨盆等部位亦可以发生。

5. 对心理状态及生活质量的影响

骨质疏松症及其相关骨折对患者心理状态的危害常被忽略，主要的心理异常包括恐惧、焦虑、抑郁、自信心丧失等。老年患者自主生活能力下降，以及骨折后缺少与外界接触和交流，均会导致巨大的心理负担。

三、骨质疏松症的测量方法

（一）骨密度及骨测量方法

骨密度及骨测量方法较多，不同方法在骨质疏松症的诊断、疗效监测以及骨折危险性评估中的作用有所不同。目前临床和科研常用的骨密度测量方法有双能X线吸收检测法（DXA）、定量计算机断层照相术（QCT）、外周QCT和定量超声（QUS）等。目前公认的骨质疏松症诊断标准是基于DXA测量的结果。临床上为诊治骨质疏松症的骨密度测定指征见表1–4。

表1–4 骨密度测量的临床指征

符合以下任何一条，建议行骨密度测定
· 女性65岁以上和男性70岁以上者
· 女性65岁以下和男性70岁以下，有一个或多个骨质疏松症危险因素者
· 有脆性骨折史的成年人
· 各种原因引起的性激素水平低下的成年人
· X线影像已有骨质疏松改变者
· 接受骨质疏松症治疗、进行疗效监测者
· 患有影响骨代谢疾病或使用影响骨代谢药物史者
· IOF骨质疏松症一分钟测试题回答结果阳性者
· OSTA结果≤－1者

注：IOF：International Osteoporosis Foundation，国际骨质疏松症基金会。
OSTA：Osteoporosis Self-assessment Tool for Asians，亚洲人骨质疏松症自我筛查工具。

1. DXA

DXA 采用高、低两种能量的 X 线对人体进行扫描，测量骨密度。DXA 辐射剂量低，是目前应用广、认可度高的骨密度测量方法。DXA 测量结果包括骨矿含量、面积和骨密度等参数，在临床使用中多数使用骨密度。DXA 测量的是面积骨密度，单位为 g/cm^2。DXA 常用的测量部位是腰椎、髋部和前臂。DXA 诊断骨质疏松症采用的是 T– 值，应根据同种族、同性别的正常参考数据进行计算。

2. QCT

QCT 是利用临床 CT 扫描的数据，结合 QCT 的质量控制和分析系统测量骨密度的方法。由于不同 CT 机型扫描获得的骨组织 CT 值差异较大，所以 CT 值不能直接用于骨密度测量。QCT 可以测量多个部位的骨密度，目前应用较多的是脊柱和髋部。对于椎体，QCT 测量的是椎体中央松质骨的体积骨密度，单位为 mg/cm^3，其测量结果不受脊柱退变、侧凸和体重等因素的影响。而对于髋部，QCT 采用的是类似 DXA 的测量技术，其测量的面积骨密度与 DXA 测量的骨密度相当。QCT 如果单独使用，其辐射剂量高于 DXA，所以在临床使用中，QCT 测量应尽量与临床 CT 扫描同步进行，而且推荐使用低剂量技术。

3. QUS

QUS 测量的主要是感兴趣区（包括软组织、骨组织、骨髓组织）结构对声波的反射和吸收所造成超声信号的衰减结果。通常测量部位为跟骨。QUS 测量结果不仅与骨密度有不同程度的相关，还可提供有关骨应力、结构等方面的信息。目前主要用于骨质疏松症风险人群的筛查和骨质疏松性骨折的风险评估。但还不能用于骨质疏松症的诊断和药物疗效判断。目前国内外尚无统一的 QUS 筛查判定标准，可参考 QUS 设备厂家提供的信息。如结果怀疑骨质疏松症应进一步行 DXA 测量。

随着现代科学技术的进步与发展，对于骨密度测量有帮助的技术会逐步涌现，尤其是 DXA 骨小梁评分、能谱 CT、双源 CT 和 MRI 脂肪测量等。

（二）胸腰椎 X 线侧位影像及其骨折判定

椎体骨折常因无明显临床症状被漏诊，需要在骨质疏松性骨折的危险人群中开展椎体骨折的筛查。胸腰椎 X 线侧位影像可作为判定骨质疏松性椎体压缩性骨折首选的检查方法。常规胸腰椎 X 线侧位摄片的范围应分别包括胸 4 至腰 1 和胸 12 至腰 5 椎体。椎体压缩性骨折的程度可以分为Ⅰ、Ⅱ、Ⅲ度或称轻、中、重度。该判定方法分度是依据压缩椎体最明显处的上下高度与同一椎体后高之比；若全椎体压缩，则压缩最明显处的上下高度与其邻近上一椎体后高之比。椎体压缩性骨折的轻、中、重度判定标准分别为椎体压缩 20%~25%、25%~40% 及 40% 以上。另外，如在胸腰椎 X 线侧位影像评估椎体压缩性骨折时见到其他异常 X 线征象时，应进一步选择适宜的影像学检查，进行影像诊断和鉴别诊断。

（三）骨转换标志物

1. 主要骨形成标志物

主要反映成骨细胞活性及骨形成状态，包括血清碱性磷酸酶、骨碱性磷酸酶、血清骨钙素、Ⅰ型原胶原 C- 端前肽、Ⅰ型原胶原 N- 端前肽、骨保护素。

2. 主要骨吸收标志物

主要反应破骨细胞活性及骨吸收水平，血清抗酒石酸酸性磷酸酶、

Ⅰ型胶原交联 C- 末端肽、尿吡啶啉、尿脱氧吡啶啉、尿Ⅰ型胶原交联 C- 末端肽、尿Ⅰ型胶原交联 N- 末端肽、空腹 2 小时尿钙 / 肌酐比值。

3. IOF 推荐

空腹血清Ⅰ型原胶 N- 端前肽和空腹血清Ⅰ型胶原交联 C- 末端肽分别是反映骨形成和骨吸收敏感性较高的标志物。

四、骨质疏松症的鉴别诊断

骨质疏松症可由多种病因所致。在诊断原发性骨质疏松症之前，一定要重视和排除其他影响骨代谢的疾病，以免发生漏诊或误诊。需详细了解病史，评价可能导致骨质疏松症的各种病因、危险因素及药物，特别强调部分导致继发性骨质疏松症的疾病可能缺少特异的症状和体征，有赖于进一步辅助检查。需要鉴别的病因主要包括：影响骨代谢的内分泌疾病（甲状旁腺疾病、性腺疾病、肾上腺疾病和甲状腺疾病等），类风湿关节炎等免疫性疾病，影响钙和维生素 D 吸收和代谢的消化系统和肾脏疾病，神经肌肉疾病，多发性骨髓瘤等恶性疾病，多种先天和获得性骨代谢异常疾病，长期服用糖皮质激素或其他影响骨代谢药物等。

五、骨质疏松症的风险评估

骨质疏松症是受多因素影响的复杂疾病，对个体进行骨质疏松症风险评估，能为疾病早期防治提供有益帮助。临床上评估骨质疏松症风险的方法较多，较为常用的有国际骨质疏松基金会（International Osteoporosis Foundation，IOF）骨质疏松症风险一分钟测试题和亚洲人骨质疏松自我筛查工具（Osteoporosis Self-assessment Tool for Asians，OSTA）等。

（一）IOF 骨质疏松症风险一分钟测试题

IOF 骨质疏松症风险一分钟测试题是根据患者简单病史，从中选择与骨质疏松症相关的问题，由患者判断是与否，从而初步筛选出可能具有骨质疏松症风险的患者。该测试题简单快速，易于操作，但仅能作为初步筛查疾病风险，不能用于骨质疏松症的诊断，具体测试题见表 1–5。

表 1–5 国际骨质疏松基金会（IOF）骨质疏松症风险一分钟测试题

	问题	回答
不可控因素	1. 父母曾被诊断有骨质疏松症或曾在轻摔后骨折？	是□ 否□
	2. 父母中一人有驼背？	是□ 否□
	3. 实际年龄超过 60 岁？	是□ 否□
	4. 是否成年后因为轻摔后发生骨折？	是□ 否□
	5. 是否经常摔倒（去年超过一次），或因为身体较虚弱而担心摔倒？	是□ 否□
	6. 40 岁后的身高是否减少超过 3cm 以上？	是□ 否□
	7. 是否体质量过轻？（BMI 值少于 19kg/m^2）	是□ 否□
	8. 是否曾服用类固醇激素（例如可的松、泼尼松）连续超过 3 个月？（可的松通常用于治疗哮喘、类风湿关节炎和某些炎性疾病）	是□ 否□
	9. 是否患有类风湿关节炎？	是□ 否□
	10. 是否被诊断出有甲状腺功能亢进或是甲状旁腺功能亢进、1 型糖尿病、克罗恩病或乳糜泻等胃肠疾病或营养不良？	是□ 否□
	11. 女士回答：是否在 45 岁或以前就停经？	是□ 否□
	12. 女士回答：除了怀孕、绝经或子宫切除外，是否曾停经超过 12 个月？	是□ 否□
	13. 女士回答：是否在 50 岁前切除卵巢又没有服用雌 / 孕激素补充剂？	是□ 否□
	14. 男性回答：是否出现过阳痿、性欲减退或其他雄激素过低的相关症状？	是□ 否□
生活方式（可控因素）	15. 是否经常大量饮酒（每天饮用超过 2 单位的乙醇，相当于啤酒 1 斤、葡萄酒 3 两或烈性酒 1 两）？	是□ 否□
	16. 目前习惯吸烟，或曾经吸烟？	是□ 否□
	17. 每天运动量少于 30 分钟？（包括做家务、走路和跑步等）	是□ 否□
	18. 是否不能食用乳制品，又没有服用钙片？	是□ 否□
	19. 每天从事户外活动时间是否少于 10 分钟，又没有服用维生素 D？	是□ 否□
结果判断	上述问题，只要其中有一题回答结果为“是”，即为阳性，提示存在骨质疏松症的风险，并建议进行骨密度检查或 FRAX 风险评估	

（二）亚洲人骨质疏松自我筛查工具

亚洲骨质疏松简易自测工具（OSTA）是基于亚洲 8 个国家绝经后妇女的研究，纳入年龄和体质量 2 个指标形成的评价工具。OSTA 指数的计算公式为：OSTA 指数＝［体质量（kg）－年龄（岁）］×0.2。OSTA 指数＞ -1 判定为骨质疏松症低风险，-4 ＜ OSTA 指数≤ -1 为中风险，OSTA 指数≤ -4 为高风险。OSTA 广泛应用于类风湿关节炎合并骨质疏松症、老年慢阻肺患者骨健康评价及糖尿病骨质疏松症的筛查中。

（三）骨质疏松症评估简易评分法

骨质疏松症评估简易评分法（simple calculated of osteoporosis risk estimation，SCORE），是针对美洲绝经期妇女骨质疏松症筛查工具。经单变量和多变量因素分析，种族、风湿性关节炎、骨折史、年龄、激素治疗和体质量 6 个变量纳入进行综合评价。种族不是黑种人得分 5 分，有风湿性关节炎得分 4 分，＞ 45 岁发生的非创伤性腕关节、肋骨和股骨骨折得分 4 分（可累加，最高 12 分），年龄每 10 年得分 3 分，从未接受过激素治疗得分 1 分，体质量每 10 磅（4.5kg）得分 -1 分。每个个体经 SCORE 法计算得分，≥ 6 分则表示该妇女是骨质疏松症患者。由于该工具是针对美洲妇女设计开发的，所以国内较少应用此工具进行筛查。

（四）骨质疏松症危险评估工具

骨质疏松症危险评估工具（osteoporosis risk assessment instrument，ORAI）是基于加拿大多中心的绝经后妇女骨质疏松症研究，纳入了年龄、体质量和是否使用雌激素 3 个指标。年龄 45~54 岁、55~64 岁、65~74 岁和≥ 75 岁分别得分 0、5、9 和 15 分；体质量＜ 60kg、

60~69kg 和≥ 70kg 分别得分 9、3 和 0 分；现在使用雌激素得 0 分，不使用得 2 分。个体得分与界值 9 比较，＞ 9 分被认定为骨质疏松症。ORAI 高灵敏度是以低特异度为代价的，意味着会产生相当一部分的假阳性患者，目前在国内使用率低。

六、骨质疏松性骨折风险评估

目前评价骨质疏松性骨折风险工具众多，临床综合各种临床风险因子（clinical risk factor，CRF）开发出 40 多个风险评估工具，但只有少数工具在大人群样本中进行过验证，运用广泛和准确率得到公认的有 FRAX 工具（Fracture Risk Assessment Tool）、Garvan 工具（Garvan nomogram）和 QFracture 工具（QFracture）。

（一）FRAX 工具

FRAX 工具是通过计算机软件综合分析受试者临床骨折危险因素，评价患者未来 10 年骨折发生概率的评价工具，是 WHO 官方推荐的评价骨质疏松症患者骨折风险的计算机软件，临床用于协助识别脆性骨折风险较高的患者，并指导适当干预。FRAX 工具收录了患者的性别、年龄、体质量指数及其他 7 个独立的临床危险因素，包括既往脆性骨折史、父母髋部骨折史、长期糖皮质激素使用史、类风湿关节炎史、大量饮酒史、吸烟以及是否患有其他导致继发性骨质疏松症的疾病，股骨颈骨密度（bone mineral densitg，BMD）列为可选因素。在线打开该软件，根据要求选择是或否，即可得出未来 10 年髋部及主要骨质疏松症骨折部位（包括髋部、脊椎、桡骨远端和肱骨）发生骨折风险的概率。FRAX 中骨折相关危险因素是通过对北美、欧洲、亚洲、澳洲等多个独立的大样本的前瞻性人群研究的原始资料和大样本荟萃分析后确定的，因此是有共性的。目前 FRAX 可应用于 31 个国家和地区，并提供 13

种语言支持，同时 FRAX 可以不结合 BMD 进行骨折风险评估，在一些骨密度检测仪器稀缺地区也可以应用，FRAX 已成为拥有大量独立研究并被广泛使用骨折风险评估工具。临床实践表明，FRAX 应用于门诊患者或社区居民的筛查或诊断，可以减少不必要的 BMD 检查的数量，以及盲目的骨质疏松症治疗。

（二）Garvan 工具

Garvan 工具是基于澳大利亚＞ 60 岁老年人的基础数据，经过 16 年临床流行病学调查研究得出的一种骨质疏松性骨折风险筛查方法。在线可纳入模型进行 5 和 10 年骨折风险的预测。模型 Ⅰ 可纳入年龄、骨密度、既往骨折史和摔倒次数 4 个参数；模型 Ⅱ 可纳入年龄、体质量、既往骨折史和摔倒次数 4 个参数。因我国中老年人群跌倒发生率较高，并且跌倒与骨质疏松症密切相关，因此分析 Garvan 在国内的应用十分必要，但目前国内应用 Garvan 工具的临床研究较少。

（三）QFracture 工具

QFracture 工具是基于英国一项前瞻性开放队列研发出的 OF 风险评估工具，该研究收集了英格兰和威尔士 200 多万 30 ～ 85 岁的男性和女性数据，与 FRAX 工具一样，QFracture 考虑了吸烟、饮酒和类固醇使用史、父母史（髋部骨折或骨质疏松症）等，但与 FRAX 不同的是，QFracture 还包括跌倒史和其他大量的临床危险因素，却没有 BMD 数据。该工具经过了来自相同人群的内部验证和类似人口的外部验证，预测年限为 1~10 年范围内任意年份，其特点是风险因子较多，全面预测骨折的评估能力较强（AUC，95%CI），女性 0.89（0.88~0.89），男性 0.87（0.86~0.88）。临床医生可以根据 QFracture 评分将患者进行风险分组，并可根据风险高低制定下一步的检查治疗方案。目前国内应用 QFracture 工具的临床研究较少，仍有待进行更多的临床研究。

第二章

骨质疏松症的中医认识

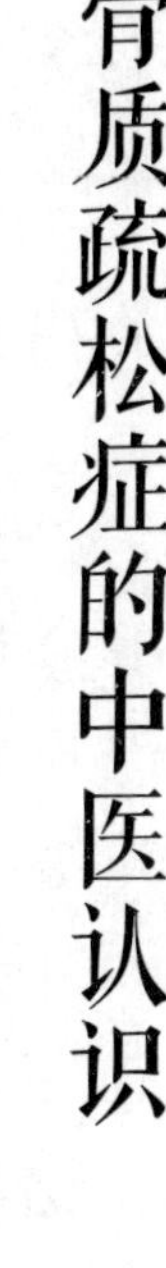

第一节　中医病名

一、《内经》

《内经》中虽无“骨质疏松症”之病名，但与其所述之“骨痹”“骨痿”“腰痛”等相类似：所谓“骨痹”乃“肾脂枯不长”，“骨痿”则是“骨枯髓减”；“腰痛，引项脊尻背如重状……如折腰状……不可以俯仰……侠脊而痛”“肾痹者……尻以代踵，脊以代头”等描述则与骨质疏松症的腰背酸痛、龟背等主要症状颇为相似。

二、《诸病源候论》

《诸病源候论》中无“骨质疏松症”之病名，但其在《腰背痛诸候》中关于“腰痛”的记载，与骨质疏松症在临床表现、病因病机方面较为相似。其在《注诸病候·骨注候》中言：“注者，住也，言其病连滞停住，死又注易傍人也。凡人血气虚，为风邪所伤，初始客在皮肤，后重遇气血劳损，骨髓空虚，遂流注停滞，令人气血减耗，肌肉消尽，骨髓间时噏噏而热，或濈濈而汗，柴瘦骨立，故谓之骨注。”其所谓“骨注”之“骨髓空虚”与《黄帝内经》“骨痿”相类似，亦与今所谓“骨质疏松症”相类似。

三、《备急千金要方》

《备急千金要方》中亦无“骨质疏松症”之病名，但其记载的“骨痿”“骨痹”“骨枯”“骨极”“腰痛”等中医病名与骨质疏松症临床表现、病因病机方面较为相似。《备急千金要方》对“骨痿”的记载从脉象入手加以论述，《备急千金要方·肾脏脉论第一》：“肾脉急甚，为骨痿癫疾，微急为奔豚，沉厥，足不收，不得前后……滑甚为癃㿉，微滑为骨痿，坐不能起，目无所见，视见黑花。”《备急千金要方·膀胱虚实第二》还提出了骨痿方——龙骨丸。《备急千金要方·骨极第五》论曰：“以冬遇病为骨痹，骨痹不已，复感于邪，内舍于肾，耳鸣，见黑色，是其候也。”《备急千金要方·骨极第五》中论述：“骨极者，主肾也……若肾病则骨极，牙齿苦痛，手足疼，不能久立，屈伸不利，身痹，脑髓酸。以冬壬癸日中邪伤风，为肾风，风历骨，故曰骨极。”《备急千金要方·肾脏脉论第一》云：“足少阴气绝则骨枯。少阴者冬脉也，伏行而濡滑骨髓者也。故骨不濡则肉不能着骨也，骨肉不相亲，即肉濡而却，肉濡而却，故齿长而垢，发无泽。发无泽者骨先死，戊笃己死，土胜水也。”骨质疏松症以腰痛为主证时，可以将其归属为中医“腰痛”范畴。《备急千金要方·腰痛第七》亦对腰痛进行了详细的论述：“凡腰痛有五：一曰少阴，少阴肾也，十月万物阳气皆衰，是以腰痛；二曰风痹，风寒着腰，是以腰痛；三曰肾虚，役用伤肾，是以腰痛；四曰臂腰，坠堕伤腰，是以腰痛；五曰取寒眠地，地气所伤，是以腰痛。痛不止，引牵腰脊皆痛。”

根据骨质疏松症临床表现及病理机制，可以与《备急千金要方》中描述的骨病类病名相对应，如“骨痿”“骨痹”“骨极”“骨枯”“腰痛”等，但中医治病的精华在于辨证论治，临床当根据骨质疏松症的不同发病阶段、病理进展来辨治，其中西医病名对应并非一成不变，故上述骨病名称可概括骨质疏松症的不同发展阶段。

四、《脾胃论》

不同于《内经》所提出的“骨痿”“骨痹”,《脾胃论》提出了“骨蚀”的概念。《脾胃论·脾胃胜衰论》中有言:“大抵脾胃虚弱,阳气不能生长,是春夏之令不行,五脏之气不生。脾病则下流乘肾,土克水则乏之无力,是为骨蚀。令人骨髓空虚,足不能履地,是阴气重叠,此阴盛阳虚之证。”李东垣对骨蚀的病位、病因病机、临床表现进行了描述及概括,与骨质疏松症进行对比:在临床表现方面,骨蚀出现骨乏无力与足不能履地,与骨质疏松症有时无明显症状,有时出现乏力或疼痛,或发生骨折出现骨痛,或运动受限有关。另外,从“骨蚀”的字面含义来看,显示出骨持续性、渐进性被侵蚀或减少的发病过程,与骨质疏松症退行性、隐匿性骨量减少的发病过程和特征也非常吻合。通过以上对骨蚀的病位、病机、症状以及发病过程和疾病特征的比较分析,基本上可以确定骨蚀就是骨质疏松症,或是非常类似于骨质疏松症的疾病。

综上所述,古代对“骨痹”“骨痿”“腰痛”“骨注”“骨蚀”等骨病的认识与今所谓“骨质疏松症”相类似。历代医家从病位、病因病机、临床表现等进行了描述及概括,为骨质疏松症的中医防治积累了丰富的经验。

第二节　中医病因病机

一、古代认识

（一）《内经》

《内经》认为肾虚是骨质疏松症之根本，同时与脾虚、血瘀、外感风寒湿邪日久成痹紧密相关。

1. 肾虚是根本

肾为先天之本，性命之根，藏精，主骨生髓。《素问·宣明五气论》："五脏所主……肾主骨。"《素问·五脏生成》："肾之合骨也。"故肾虚是骨质疏松症的根本原因。《素问·上古天真论》云："女子七岁，肾气盛，齿更发长……四七，筋骨坚……七七，任脉虚，天癸竭……丈夫八岁，肾气盛……四八，筋骨隆盛……八八，天癸竭，精少，肾脏衰，形体皆极……"明确说明年龄增长变化与肾气充足及骨代谢有紧密关系。骨骼正常生长发育，有赖骨髓充足。《素问·四时刺逆从论》曰："肾主身之骨髓。"《素问·六节藏象论》云："其充在骨。"说明肾精充足，才能滋养骨髓。

"骨枯髓减，发为骨痿"是骨质疏松症重要发病机制。《素问·痿论》曰："有所远行劳倦，逢大热而渴，渴则阳气内伐，内伐则热舍于肾，肾者水脏，今水不胜火，则骨枯而髓减，故足不任身，发为骨痿。"指出肾精不足，骨髓失养，日久则筋骨枯萎而致骨痿。肾虚则出现髓虚和骨空,《灵枢·经脉》云:“足少阴气绝则骨枯。”从根本上认识到肾精亏虚是骨质疏松症发生的主要原因,而“骨枯髓减,发为骨痿”是其导致的直接后果。“肾藏精,精生髓,髓养骨”,充分说明骨的生长、强壮和濡养均有赖于肾中精气充足。肾精充足,能充养骨髓,濡养筋骨,通利关节。反之,肾中精气不足,无以滋养骨髓,则髓不足而骨质脆弱,导致骨枯而髓减的骨质疏松症,而发为骨痿。

2. 脾胃虚弱

脾胃为“后天之本”,生化之源。肾必须依赖“后天之本”脾胃濡养才能发挥“主骨生髓”的作用。《灵枢·海论》指出:“胃者,水谷之海,六腑之大源也。五味入口藏于胃,以养五脏气。”《素问·玉机真脏论》言:“五脏者皆禀气于胃,胃者五脏之本也。”说明人的生长发育依赖后天营养,在病理情况下,亦依赖脾胃健运方能祛除外邪,恢复脏腑功能。《灵枢·决气》云:“谷入气满,淖泽注于骨,骨属屈伸,泄泽补益脑髓,皮肤润泽,是谓液。”说明脾胃运化正常,才能气血有源,筋骨得养,强壮有力。《素问·太阴阳明论》云:“今脾病不能为胃行其津液,四肢不得禀水谷气,气日以衰,脉道不利,筋骨肌肉,皆无气以生,故不用焉。”《灵枢·本神》:“脾气虚则四肢不用。”《素问·阴阳应象大论》言:“清阳实四肢。”《素问·生气通天论》云:“是故谨和五味,则骨正筋柔,气血以流,腠理以密,如是则骨气以精。谨道如法,长有天命。”《灵枢·本脏》:“血和则经脉流行,营复阴阳,筋骨劲强,关节清利矣。”《素问·生气通天论》曰:“是以圣人陈阴阳,筋脉和同,骨髓坚固,气血皆从。”以上皆论脾胃强健,受纳运化如常,则化生有源,气血以和,肌肉筋骨得以濡养。若脾胃受损,气血生化乏源,水谷精微不能输布,则可使四肢百骸、筋骨失于所养,“骨枯髓减”而发为骨质疏松症。

3. 络脉瘀阻

《素问·上古天真论》云："七八，肝气衰，筋不能动，天癸竭，精少，肾脏衰，形体皆极。"《灵枢·营卫生会》曰："老者之气血衰，其肌肉枯，气道涩。"老年人元气渐虚，气虚则无力鼓动血液运行，血液运行迟缓，日久致血瘀而成本病。《素问·刺腰痛》："解脉令人腰痛如引带，常如折腰状，善恐……刺之血射，以黑见赤血而已……衡络之脉令人腰痛，不可以俛仰……恶血归之。"也提出了"赤血""恶血"是导致腰痛的主要病因，即瘀血阻络，经络不通，不通而痛。《灵枢·本脏》亦云："是故血和则经脉流行，营复阴阳，筋骨劲强，关节清利矣。"说明气血调和、脉络通畅是筋强骨健、关节滑利的重要前提。

4. 外感风寒湿

外感风寒湿，痹聚在骨，则为骨痹。《素问·逆调论》："帝曰：人有身寒，汤火不能热，厚衣不能温，然不冻栗，是为何病？岐伯曰：是人者，素肾气胜，以水为事，太阳气衰，肾脂枯不长，一水不能胜两火，肾者水也，而生于骨，肾不生则髓不能满，故寒甚至骨也。所以不能冻栗者，肝一阳也，心二阳也，肾孤脏也，一水不能胜二火，故不能冻栗，病名曰骨痹，是人当挛节也。"《素问·痹论》："黄帝问曰：痹之安生？岐伯对曰：风寒湿三气杂至，合而为痹也。其风气胜者为行痹，寒气胜者为痛痹，湿气胜者为着痹也。帝曰：其有五者何也？岐伯曰：以冬遇此者为骨痹……帝曰：内舍五脏六腑，何气使然？岐伯曰：五脏皆有合，病久而不去者，内舍于其合也。故骨痹不已，复感于邪，内舍于肾。"《素问·长刺节论》："病在骨，骨重不可举，骨髓酸痛，寒气至，名曰骨痹。"《素问·气穴论》："积寒留舍，荣卫不居，卷肉缩筋，肋肘不得伸，内为骨痹，外为不仁，命曰不足，大寒留于溪谷也。"《灵枢·刺真邪》："虚邪之中人也，洒淅动形，起毫毛而发腠理。

其入深，内搏于骨，则为骨痹。”可见外感风寒湿三邪，久而痹聚在骨，则可发为“骨痹”。

综上所述，基于《内经》的认识，骨质疏松症的发病机制是以“虚”为本，以“瘀”为标，“多虚多瘀”为病理病机。“虚”为肾、脾胃等脏腑亏虚，肾精、骨髓、气血等生成濡养不足，“瘀”乃气血紊乱、阴阳失衡、瘀血阻络，二者相互影响，使骨骼失养，脆性增加，发为本病。同时，外感风寒湿三邪，久而痹聚在骨，亦可发为“骨痹”，应当注意“慎起居，避风寒”。

（二）《诸病源候论》

《诸病源候论》关于“腰痛”的论述，其内容继承了《内经》“肾主腰”理论，而又在其基础上有所发挥。《内经》提出腰与肾关系密切，对于腰痛的认识侧重于经络为病所致病证。而《诸病源候论》论腰痛的病因既重肾虚又重邪气，认为腰痛是由于肾气虚弱或肾经虚损，邪气乘虚而入，致腰部“不荣”和“不通”则痛。如《诸病源候论》载腰痛有五：“凡腰痛有五：一曰少阴，少阴申也，七月万物阳气伤，是以腰痛。二曰风痹，风寒着腰，是以痛。三曰肾虚，役用伤肾，是以痛。四曰腊腰，坠堕伤腰，是以痛。五曰寝卧湿地，是以痛。”《诸病源候论·腰痛候》：“肾主腰脚，肾经虚损，风冷乘之，故腰痛也。”《诸病源候论·腰痛不得俯仰候》：“肾主腰脚，而三阴三阳十二经八脉，有贯肾络于腰脊者，劳损于肾，动伤经络，又为风冷所侵，血气击搏，故腰痛也。”《诸病源候论·卒腰痛候》：“夫劳伤之人，肾气虚损，而肾主腰脚，其经贯肾络脊，风邪乘虚卒入肾经，故卒然而患腰痛。”《诸病源候论·久腰痛候》：“夫腰痛，皆由伤肾气所为。肾虚受于风邪，风邪停积于肾经，与血气相击，久而不散，故久腰痛。”《诸病源候论·肾著腰痛候》：“肾主腰脚，肾经虚则受风冷，内有积水，风水相搏，浸积于肾，肾气内着，不能宣通，故令腰痛。”《诸病源候论·腰脚疼痛候》：“肾气不足，受风邪之所为也。劳伤则肾虚，虚则受于风冷，风冷与真气交争，故腰脚疼痛。”以上论述强调肾虚是腰痛发生的根本原因，在此基础上感受外邪，或风冷，或风邪，或风与血，或积水，或风水等，正气不能抵御外邪，则邪气乘虚而入致腰部“失荣、失通”则痛，虚和邪二者兼而有之。

《诸病源候论》也强调气血阴阳平衡，若气血不通，阴阳失衡，则发病。如《诸病源候论·臀腰候》：“臀腰者谓，卒然伤损于腰而致痛也。此由损血搏于背脊所为，久不已，令人气息乏少，面无颜色，损肾故也。”腰部气血运行失常，以致气滞血瘀，壅滞经络，凝涩血脉，不通而痛。《诸病源候论·腰痛不得俯仰候》：“阳病者不能俯，阴病者不能仰，阴阳俱受邪气者，故令腰痛而不能俯仰。”《诸病源候论·背偻候》：“肝主筋而藏血。血为阴，气为阳。阳气，精则养神，柔则养筋。阴阳和同，则气血调适，共相荣养也，邪不能伤。若虚则受风，风寒搏于脊之筋，冷则挛急，故令背偻。”腰部肝肾阴阳精血亏虚，腰府失其濡养、温煦。偏于阴虚则腰府不得濡养，偏于阴阳虚则腰府不得温煦，故发生腰痛。

（三）《备急千金要方》

《备急千金要方》中对“骨痿”“骨痹”“骨极”“骨枯”“腰痛”病因病机的认识，多与肾相关。《备急千金要方·肾脏脉论第一》：“论曰：肾主精。肾者，生来精灵之本也。”“少阴者冬脉也，伏行而濡滑骨髓者也。”又：“足少阴气绝则骨枯。”《备急千金要方·骨极第五》有云：“论曰：骨极者，主肾也。肾应骨，骨与肾合。”又：“若肾病则骨极，牙齿苦痛，手足酸疼，不能久立，屈伸不利，身痹，脑髓酸。”又引扁鹊云：“骨应足少阴，少阴气绝则骨枯。发无泽，骨先死矣。”《备急千金要方·骨虚实第六》：“论曰：骨虚者酸疼不安，好倦……”以上论述均提示肾、精、髓、骨之间的密切关系，即肾藏精，精生髓，髓充骨，肾精亏则骨软腰痛，髓减则形伤。

《备急千金要方·肾虚实第二》曰："肾气虚寒阴痿，腰脊痛，身重缓弱。"《备急千金要方·膀胱虚实第二》曰："膀胱肾冷，坐起欲倒……气不足骨痿。"《备急千金要方·骨虚实第六》论曰："骨实者，苦烦热……热则应脏，寒则应腑。"可见骨痿病机为肾气虚。结合其后针对骨髓疼痛之寒热证的用药，可知"热"为肾阴虚之虚热，"寒"为肾阳虚之虚寒。

《备急千金要方·骨极第五》又曰："以冬遇病为骨痹。骨痹不已，复感于邪，内舍于肾，耳鸣，见黑色，是其候也。若肾病则骨极，牙齿苦痛，手足酸疼，不能久立，屈伸不利，身痹，脑髓酸。以冬壬癸日中邪伤风，为肾风，风历骨，故曰骨极。若气阴，阴则虚，虚则寒，寒则面肿垢黑，腰脊痛，不能久立，屈伸不利，其气衰则发堕齿槁，腰背相引而痛，痛甚则咳唾甚；若气阳，阳则实，实则热，热则面色炱，隐曲膀胱不通，牙齿脑髓苦痛，手足酸疼，耳鸣色黑。是骨极之至也。"由此引申出，骨极为久痹之后复感于邪，累及肾脏所致。因其所感之邪又分寒热，故见上述不同症状。

骨质疏松症的骨量减少是一种"虚"的表现，归属于中医的精髓消减。因此，无论病因属外感还是内伤，病性属寒还是属热，无论新病还是久病，其终致肾虚髓枯而发为骨质疏松症。综上所述，骨质疏松症的基本病机为本虚标实。本虚为肾虚髓枯，与肾相关的标实主要为寒、热（火）。

（四）《脾胃论》

关于"骨蚀"的病因病机，《脾胃论·脾胃胜衰论》提及两点。其一，"大抵脾胃虚弱，阳气不能生长，是春夏之令不行，五脏之气不生"。明确指出骨蚀的发病虽与五脏相关，但重在脾胃，关键是脾胃虚弱，由此体现了李东垣"脾虚为本"的思想。在《脾胃论·脾胃虚实传变论》开篇，李东垣便提出了脾胃元气论："历观诸篇而参考之，则元气之充足，皆由脾胃之气无所伤，而后能滋养元气。若胃气之本弱，饮食自倍，则脾胃之气即伤，而元气亦不能充，而诸病之所由生也。"明确指出人身诸气，包括元气，都赖脾胃之气的充养。脾胃之气内伤，则诸气充养不足，百病由此而生。此外，李东垣在《脾胃论》中引用了《内经》的原文作为其理论依据。《脾胃论·仲景引内经所说脾胃》中引用《素问·太阴阳明论》言："帝曰：脾病而四肢不用何也？岐伯曰：四肢皆禀气于胃，而不得至经，必因于脾乃得禀也。今脾病不能为胃行其津液，四肢不得禀水谷气，日以衰，脉道不利，筋骨肌肉皆无气以生，故不用焉。帝曰：脾不主时何也？岐伯曰：脾者土也，治中央，常以四时长四脏，各十八日寄治，不得独主于时也。脾脏者常著胃土之精也，土者生万物而法天地，故上下至头足，不得主时也。"阐述了脾胃在五脏中的地位和作用，指出脾在五行属土，具有土生万物的特点，为后天之本，气血生化之源，五脏精气的盛衰，依赖于脾胃对水谷精微的化生。

骨蚀病因病机之二的"脾病则下流乘肾，土克水则乏之无力，是为骨蚀"的论述，指出了骨蚀的发病与先天的肾和后天的脾关系最为密切。脾胃虚弱，阳气不能升发，冬季无法转春，从五行而言，水不生木而反被木乘。正常情况下，脾土克肾水，肾水不致泛滥以生肝木。脾土不足，相克不足，致肾水泛滥，寒冬不能转暖春，阴盛而阳虚，骨乏而髓空。肾水主五液，肾水不制，病见于五脏之分野而见汗、涎、痰、涕等不同见症。脾虚下流，下元相对"土盛"，因此说"下元土盛克水"。下元土盛，郁生阴火，督脉、任脉、冲脉都起于下元"会阴"穴，阴火循三脉而上乘脾肺，肾水上化为痰、为涎、为唾。肾水下行自入于肾，表现为阴表汗出、睾丸冰冷、下肢痿软、足跟（或足底）隐痛。土虚木旺，肾水依肝木之旺而上行，表现为眼涩、眵多、冷泪。

综上所述，脾胃虚弱、五脏虚损，脾肾两虚、阴盛阳虚是骨蚀的两大病因病机。此外，在《脾胃论》中尚有分散的条文，对"湿热成痿"

的病因病机进行了阐述。《脾胃论·脾胃虚弱随时为病制方》有言："夫痿者，湿热乘肾肝也，当急去之。不然，则下焦元气竭尽而成软瘫，必腰下不能动，心烦冤而不止也。"脾虚湿热不化，流注于下，久则损伤肝肾，从而导致筋骨肌肉失养。《脾胃论·长夏湿热胃困尤甚用清暑益气汤论》有言："故《下经》曰：骨痿者，生于大热也，此湿热成痿，令人骨乏无力，故治痿独取阳明。"《脾胃论·湿热成痿肺金受邪论》提出："燥金受湿热之邪，绝寒水生化之源，源绝则肾亏，痿厥之病大作，腰以下痿软瘫痪不能动……"湿伤肺金，金不生水，导致肾亏痿厥。由此可见，湿热也可导致骨痿发病，治疗当以健脾渗湿、清热燥湿等为法。

总而言之，骨质疏松症的发病机制是以"虚"为本，以"瘀"为标，"多虚多瘀"为病理病机。"虚"为肾、脾胃等脏腑亏虚，肾精、骨髓、气血等生成濡养不足，"瘀"乃气血紊乱、阴阳失衡、瘀血阻络，二者相互影响，使骨骼失养，脆性增加，发为本病。同时，外感风寒湿三邪，久而痹聚在骨，而发为"骨痹"；"湿热成痿，令人骨乏无力"，亦可发为"骨痿"。

二、现代认识

现代中医在传统医学基础上采用现代的技术手段及研究方法，进一步认识骨质疏松症肾虚、脾虚、痰瘀的病因病机。肾虚主要表现为骨矿含量减少，且伴随年龄的增长骨矿含量也随之下降。肾虚患者有下丘脑－垂体－性腺轴功能的减退，其实质是性激素水平下降，雌激素是骨骼代谢的主要激素调节剂，对骨骼起着保护作用，雌激素下降导致肠道和肾脏对钙的吸收减少，诱导破骨细胞凋亡和抑制体外诱导的破骨细胞分化来减少破骨细胞的骨吸收，成骨细胞刺激减弱，骨吸收失衡，进而引起成骨功能下降，使单位体积内骨组织含量减少，发生骨质疏松。

脾主肌肉，肉强则骨健，脾虚则肉痿骨枯，这与传统中医学“骨肉相亲”理论密切相关，现代中医学者认为骨质疏松症的发生机制为“骨肉不相亲”。肌肉和骨骼解剖位置邻近，两者相互影响。肌肉和骨骼均起源于间充质干细胞，组织发育具有同源性，肌肉收缩会刺激骨骼生长，影响骨密度，从而改变肌肉和骨骼的质量和强度。从炎症因素角度看，肌肉和骨骼的脂肪浸润、炎性细胞因子分泌、脂质毒性等，均会导致肌力下降，增加骨质疏松性骨折风险。

骨质疏松患者常伴有血瘀症状，现代研究认为血瘀主要是血细胞参数变化、血管变化，使机体微循环障碍，细胞周围的环境被改变，细胞物质交换障碍，导致钙吸收不良；血小板生长因子、内皮细胞与骨代谢耦联调控，骨内血管供血在维持骨代谢与骨形态失衡，使骨骼失养，脆性增加。若发生骨折，也直接压迫或损伤局部血管，使其变形、狭窄或断裂，血液凝滞成瘀。

现代中医医家既遵循古代经典《内经》《诸病源候论》《备急千金要方》《脾胃论》对骨质疏松的论述，又在成熟的中医理论基础上从西医学角度及基因细胞水平多靶点研究骨质疏松症，从微观证据来阐释骨质疏松发生的病因病机，不墨守成规，敢于创新。

第三节　中医辨证分型

一、古代认识

基于《内经》对骨质疏松症以“虚”为本，以“瘀”为标，“多虚多瘀”为病理病机认识，结合临床表现对骨质疏松症的辨证论治总结为肾亏、脾虚、络瘀、骨痹4个证型，治疗上应以补肾强骨、健脾益气、祛瘀通络、温阳通痹为主。

《备急千金要方·肾劳第三》曰："凡肾劳病者，补肝气以益之，肝王则感于肾矣。"体现了"肝肾同源"的思想，可见孙氏在强调肾虚为该病发病之根本的同时，又提出养肝以强筋壮骨，补血以助益精，体现了中医学肝肾精血同源理论的具体应用，丰富了骨质疏松症的治疗思路。《备急千金要方》对骨质疏松症的辨证多为肾气虚、肾阳虚、气阴两虚、实热证、风寒湿痹等证型，对于其治疗则以补肝肾、强筋骨、祛外邪为主。

《脾胃论·脾胃胜衰论》提到："……是阴气重叠，此阴盛阳虚之证。大法云：汗之则愈，下之则死。若用辛甘之药滋胃，当升当浮，使生长之气旺。言其汗者，非正发汗也，为助阳也。"由此可知，李东垣认为骨蚀为阴气重叠、阴盛阳虚之证候。

综上所述，骨质疏松症的中医辨证分型当分虚实两端。虚者以肝肾亏虚、脾胃虚弱为主。实者可分"瘀""邪"，"瘀"乃气血紊乱、阴阳失衡、瘀血阻络；"邪"以风寒湿痹、湿热多见。治疗上当补肝肾、强筋骨、健脾胃、化瘀血，以通经络、祛外邪为原则，同时重视调节阳明气机。

二、现代认识

（一）赵荣教授认识

赵荣教授根据《内经》对骨痹的阐述，认为骨质疏松病位在骨，主要辨证为肾亏、脾虚、血瘀，三者相互关联，又有所偏重。赵荣教授提倡骨质疏松的治疗可以通过健脾来增加肌肉的重量和力量，益肾来增加骨的密度和强度，通络来行气化瘀以止痛，着眼于"既病防骨折"，着重解决骨质疏松患者的疼痛、易摔倒和脆性骨折等问题，在临床创立了以“大杼、肾俞、足三里”为主穴的“整体调节针法”。

（二）周蜻教授认识

周蜻教授基于中医“天癸”理论，认为肾阴虚是绝经后骨质疏松症的根本原因，火旺是直接原因，因此主要辨证为阴虚火旺。提倡治疗应补肾养阴，降火清热，以资调养冲任，改善骨质，其治法应平补平泻。

（三）向楠教授认识

向楠教授基于络病学说理论，指出骨质疏松症病位在骨络，“痰浊”是重要致病因素，“肾精不足、骨络空虚，痰阻络滞、骨失所养”是基本病机，并提出了“补肾化痰通络”的治疗方法。

（四）专家共识

骨质疏松症目前暂无统一的中医辨证分型标准，但可以参考《中医药防治原发性骨质疏松症专家共识 (2020)》对原发性骨质疏松症的分型，主要分为 6 个证型：肾阳虚证、肝肾阴虚证、脾肾阳虚证、肾虚血瘀证、脾胃虚弱证和血瘀气滞证。

第三章 骨质疏松症防治技术与方法现状

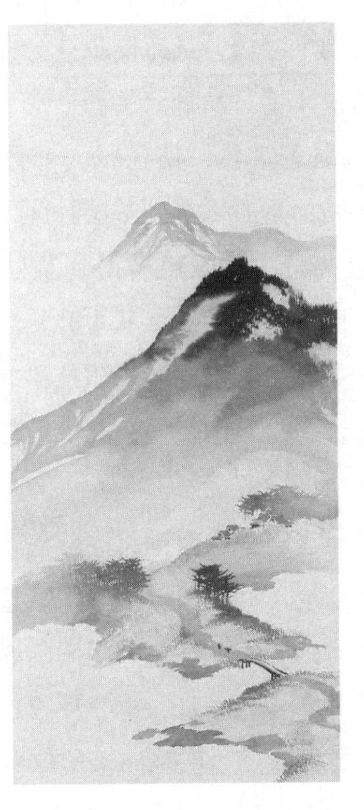

骨质疏松症是中老年人群中最常见的慢性病、老年病病种之一。随着我国人口老龄化日益加重，骨质疏松症仿若一个隐形的杀手，正在无声无息地潜入广大中老年人群中，由此引发的社会公共健康问题愈发突出。

防治骨质疏松症刻不容缓，且需要全社会各界力量共同积极参与与努力，总的原则是防重于治。从社会层面，应当利用多种途径及渠道加强骨质疏松症防治的科普宣传，使全民了解骨质疏松症，重视骨骼健康；同时，也应当将防治重心下沉到基层社区，加大社区对骨质疏松症的筛查力度，尽早使高危人群及患者得到及早有效的治疗。从个人层面，应该重视关注自己的骨骼健康，从小开始注重锻炼，积累骨量，在不同年龄段，针对相关危险因素开展骨质疏松症的防治。

中医学整体观念认为，人体是一个有机的整体，人体的各个组成部分在生理功能上相互协调、互为补充，在病理上相互影响。因此，在认识和分析疾病的病理状态时，中医学将局部病理变化与机体整体病理反应统一联系起来，治疗局部病变时，也必须从整体出发。骨质疏松症局部病位在骨，却与全身的脏腑、气血、阴阳的盛衰密切相关。防治骨质疏松症，不仅仅要着眼于骨骼本身，也要注重对全身状态的整体调节。

目前，针对骨质疏松症的中医药防治策略被描述为“金字塔”模式。首先，基础措施为该“金字塔”模式的底层，即生活方式干预，包括保持适度、规律的锻炼，提倡营养均衡的膳食摄入及合理补充钙剂及维生素 D，保持适度、充足的日晒，预防摔倒等措施；第二，寻找和治疗引起骨质疏松症的继发危险因素；第三，通过相关治疗提高骨密度和降低脆性骨折的危险性。目前骨质疏松症的中医药防治技术与方法是比较全面而多样的，包括中药、针灸、推拿、健身气功等，必要时还可采取中西医联合治疗的方案，以增加临床疗效，降低药物副作用，提高患者的依从性。

本章将重点从骨质疏松症的防治思路、中医药疗法、西药疗法、生活方式干预等多个方面来探讨骨质疏松症的防治技术与方法现状。

第一节 骨质疏松症防治思路

一、“治未病”思想与整体观念

（一）“治未病”思想

随着社会不断发展，人们生活水平不断提高，越来越多的人开始重视养生保健和预防疾病，这正是中医“治未病”思想的体现。“治未病”思想是中医学的特色与精髓，其理念的形成最早见于战国时期的中医经典著作《内经》，其中《素问·四气调神大论》提出“圣人不治已病治未病，不治已乱治未乱，此之谓也”，开创了治未病的先河，后来这一理论逐渐得到发展与完善。汉代张仲景在《金匮要略》中提出“见肝之病，知肝传脾，当先实脾”。唐代孙思邈在《备急千金要方》中提出“上医医未病之病，中医医欲病之病，下医医已病之病”。这不仅提示要有“防患于未然”的思想，也对医者提出了更高的要求。

经过两千多年不断补充与发展，现代“治未病”思想形成了内涵丰富的理论体系，其核心内涵可以概括为：未病先防、既病防变、愈后防复。“治未病”思想是中医治病、养生的主要指导思想，也是中医学的特色和精髓，同时与预防医学三级预防的理论内涵具有高度统一性，“治未病”思想是对西医学模式的补充与完善。对于骨质疏松症来说，总的原则是防重于治，将“治未病”思想积极运用到骨质疏松症的诊疗应用中具有重大意义。

（二）整体观念

中医学整体观念是中医学对人体自身完整性、人与自然及社会环境统一性的认识，其追求机体自身的整体与局部相适应、平衡、和谐。整体观念贯穿应用于中医的生理、病理、辨证、养生、防治等各个方面。

1. 人是一个有机的整体

在生理功能上，心、肝、脾、肺、肾 5 个生理系统之间，形体与精神之间，相互促进，相互制约，共同维持生命的正常活动进行。在病理变化上，人是一个内外密切联系的整体，局部病变大都是整体生理功能失调在局部的反映，即“有诸内，必形于外”。因此，在防治疾病时，中医学强调在整体层次上对全身各局部进行调节，治疗从整体出发，探求局部病变与整体病变的内在联系。在养生康复方面，也主张形神共养：顺其自然、锻炼身体、合理膳食以养其形，使形健而神旺；又要恬淡虚无、怡畅情志以养其神，使神清而体健。

2. 人与自然、社会环境的统一性

自然环境的各种变化可以直接或间接影响人体的生命活动，随着春温、夏热、秋凉、冬寒的四季轮转，昼夜晨昏的改变，人体经络气血的运行也会出现相应变化。因此在治疗上，应充分了解气候、昼夜变化规律和地域环境，根据具体情况来选择具体、个性化的治疗方案。

同时，每个人都生活在特定的社会环境中，每个人都在与社会环境的交流中维持着生命活动的稳定与平衡。在预防及治疗时，也要充分秉持“以人为本”的理念，要充分考虑到社会因素对人体身心功能的影响。

二、骨质疏松症的防治原则

骨质疏松症的发生并非单一因素导致，往往是多种因素在长期影响与共同介导下产生的结果。传统中医认为“上工治未病，中工治欲病，下工治已病”，对于骨质疏松症的预防重于治疗，目前“未病、欲病”的群体庞大，运用中医“治未病”思想和整体观念的指导思想，对骨质疏松症的防治进行有效的三级预防和综合性的整体治疗是关键。对于“已病”的患者，中医药疗法、西药疗法、中西医结合疗法的正确运用尤为重要。骨质疏松症的发生是一个慢性、渐进性的过程，以骨量流失为开端，以骨折为最终结局，此病的最终防治目的不仅是提高骨密度，更要提高患者的抗骨折能力。在“治未病”思想与整体观念的指导下，防治骨质疏松症的方案选择应当考虑治疗的有效性、风险及成本的平衡，并根据骨质疏松症不同时期、不同阶段的特点采取相应的防治技术与方法。

骨质疏松症的防治原则可简要概括为 3 个方面：①正常骨量期、低骨量期：未病先防、养骨护骨；②骨质疏松症期：既病防变、预防骨折；③严重骨质疏松症期、骨折愈合期：促进康复、愈后防复。

（一）正常骨量期、低骨量期：未病先防、养骨护骨

毫不夸张地说，对骨质疏松症的预防，任何年龄开始都不算早。在骨质疏松症的防治中要特别强调年龄段的重要性。在人的一生中，骨量是一个变量，青春期骨量不断积累，一般在青春期后成年早期（20~30 岁）可以获得骨量峰值（peak bone mass，PBM），简称峰骨量，在此时期骨量基本维持。研究显示，随着年龄增长，男性和女性骨量均在 30~35 岁开始丢失，在 35~40 岁变得明显，女性则在绝经后骨量丢失明显加速。峰骨量受到遗传、机械刺激、内分泌、营养等多种因素的调

控。在成年时获得较高峰骨量，有助于降低骨质疏松症的发生风险。正常骨量是指 T- 值≥ -1.0，低骨量期是指 T- 值在 -2.5~-1.0 之间，尚未达到骨质疏松症的诊断标准。结合中医药的治疗作用，中医综合系统治疗可为正常骨量期、低骨量期提供长期的保健及调养方案。

1. 因人制宜，体质可调

体质是人体生命过程中在先天与后天基础上所形成的形态结构、生理功能、心理状态方面综合而成的相对稳定的固有特质。体质反映的是一种在非疾病状态下就已经存在的个体特异性。中医学强调“因人制宜”，正是重视个体特异性，这不仅有助于从整体上把握个体的生命特征，还有助于分析疾病的传变，是“治未病”思想与整体观念的重要体现。

根据《中医药防治原发性骨质疏松症专家共识（2020）》，将原发性骨质疏松症分为 6 个证型：肾阳虚证、肝肾阴虚证、脾肾阳虚证、肾虚血瘀证、脾胃虚弱证和血瘀气滞证。通过对骨质疏松症中医体质及证型分布的调研分析，不同地区及地域的骨质疏松症患者存在不同的体质倾向，但阳虚质出现频率最高，其他频率较高的依次为气虚质、阴虚质、气郁质、血瘀质，单个患者可能同时兼具多种体质。因此，在充分了解骨质疏松症的危险体质类型后，中医综合系统治疗可以利用体质可调性这一特点，从源头上降低骨质疏松症的发病率。

2. 调和气血，以平为期

这一时期的中医治疗方案应当将不同个体的体质作为中药立法处方或针灸穴位配伍的重要依据，以“调和气血，以平为期”为治则，主要作用是强身健体，激发体内潜在的功能，增强机体对外在刺激的调整、适应能力，从而增强机体的抗病能力。此期提倡选用较为平和的食疗药膳、无毒副作用的针灸等方法来防治骨质疏松症防治。例如偏阳虚、气虚体质的个体，可适当使用灸法进行调理。“若要安，三里常不干”，这是古代就在民间流传的俗语，即常在足三里处施以化脓灸法以达到强壮保健的作用。但由于化脓灸法灼伤比较重，可使局部皮肤破溃化脓，并留下永久性的瘢痕，现在已不作为常规疗法。在众多灸法中，温和灸法最适用于骨质疏松症“未病先防”这一时期，在具体选穴上，以强壮保健穴为主，例如：足三里、关元、太溪、神阙、三阴交等。偏血瘀体质的个体，在针灸时当配伍血海、膈俞等穴活血通络；偏阴虚体质的个体，应当在专业医生的指导下施灸，同时可配伍太溪、复溜等穴调补滋阴。

（二）骨质疏松期：既病防变、预防骨折

骨质疏松期是指 T- 值≤ –2.5，这一阶段除了做好补钙等基础措施外，还有必要在专业医生的指导下，规律服用抗骨质疏松药物和中药。此期，中老年人行动多有不便，预防跌倒也是避免骨质疏松性骨折最有效、最直接的措施，居家环境、外出鞋子衣物的选择都应该加以重视和完善。

1. 改善症状，预防骨折

骨质疏松期处于病情变化的关键时期，“治未病”思想和整体观念告诫我们要及早进行诊治，诊治越早，预期的疗效会越好。如果不及时诊治，放任骨质流失，就会发展到严重骨质疏松期，届时病情会愈加复杂、深重，治疗也愈加困难。此期最为常见、最主要的症状就是腰背疼痛或全身性的骨痛，通常在进行体力活动时或夜间加重。中医综合系统治疗中，针灸能提供较快速且直接的治疗效果，即有效减轻骨质疏松症患者的疼痛，降低骨痛 VAS 评分，且安全性良好。但由于骨代谢的特点，针灸治疗在短期干预下并不能立刻见到骨代谢指标的改变。一般需要在治疗 3 个月后可检测骨转换指标，在治疗至少 6 个月后可重新评估

骨密度，观察疗效。

2. 辨证论治，长期治疗

辨证论治是中医学理论体系的主要特点之一，骨质疏松症在古代多称为“骨痿”。根据不同证型，选用不同主方，随证加减。例如，肾阳虚证，治以补肾壮阳，强筋健骨，选用右归丸加减；肾阴虚证，治以滋补肝肾，填精壮骨，选用六味地黄汤加减等。同时，此期的针灸方案中取手阳明经穴为主，取“治痿独取阳明”之意，在治疗中强调多用补法、灸法。在选取阿是穴、强壮保健穴、髓会悬钟穴、骨会大杼穴的基础上，辨证论治，随症加减配穴，例如脾胃虚弱者，加以脾俞、胃俞、中脘等穴位；气滞者，加以膈俞、肝俞、太冲等穴位。

在此阶段，要求患者配合，坚持按疗程治疗。骨质疏松是慢性演变的过程，这一特点也决定了治疗该病需要花费一段时间。医患双方共同努力，延缓骨质继续流失，保持或增加骨量，防止向严重骨质疏松期和骨质疏松骨折期继续演变。

（三）严重骨质疏松期、骨折愈合期：促进康复、愈后防复

严重骨质疏松期是指 T- 值≤ -2.5 且同时伴有脆性骨折，是骨质疏松症的最终归宿。骨质疏松骨折的处理有别于创伤性骨折的治疗，既要关注骨折治疗，又要积极对抗骨质疏松症。手术治疗则根据骨折部位、类型、严重程度，制定个性化手术治疗方案。

鼓励骨质疏松性骨折患者早期进行肌肉、关节的功能锻炼，但又要考虑到患者骨质量差，骨折愈合慢等特点。近年来，基于骨质疏松症“骨肉不相亲”的理论也越来越受到重视。中医学认为，肾属水，主骨生以髓，脾属土，主肌肉四肢，肾为先天之本，脾胃为后天之本，脾土健运，肾水源源不断，才能外化而致肌盈骨壮。因此，这一时期强调以补肾健脾为治法，同时也有必要配合一定的运动康复训练，有条件的还

可以寻求一定的针灸治疗，以促进骨折愈合、恢复肢体活动、增强机体功能。

此期具体的治疗方案应当视骨折具体情况而定，除重视恢复骨骼的重建外，还要重视患者肢体功能的康复，力争恢复患者生活自理能力，增强肌肉力量，预防再次跌倒，改善生存质量。

第二节　中医药疗法

一、中药干预

中药干预防治骨质疏松症优势明显，效果显著，临床应用广泛。基于骨质疏松症本虚标实的特点，以肾亏、脾虚为本，以瘀血痹阻、外感风寒湿邪为标，骨质疏松症中药常见为补肾壮阳、益气健脾、强筋壮骨、活血化瘀、祛风寒湿痹的单味药或者复方制剂。其中，对单味补肾中药研究较深入且广泛，或补肾强骨，或补肾健脾，或肝肾同调，具有代表性的如淫羊藿、黄芪、熟地、杜仲等。现代研究表明，中药可以通过多种信号通路、细胞因子、基因蛋白表达等调控成骨细胞和破骨细胞的增殖、分化，使二者的活动达到动态平衡，并且调节钙及微量元素平衡及骨代谢的正常，提高骨密度，同时可以明显改善骨质疏松症患者的症状和体征，从而发挥防治骨质疏松症的作用。

中药防治骨质疏松症立足于中医整体观念，辨证施治，可有效克服西药治疗过程中靶点单一以及毒副作用大等缺点，根据中医辨证不同，可以选用不同的中药复方来治疗。如肾阳虚证可用右归丸加减；肝肾阴虚证可用六味地黄汤加减；脾肾阳虚证可用补中益气汤加减；肾虚血瘀证可用补肾活血汤加减；脾胃虚弱证可用四君子汤、参苓白术散加减；血虚气滞证可用身痛逐淤汤加减。

另外，骨质疏松症的防治还包括中成药干预、保健品干预、食疗干预等，我们将在各论中详细介绍。

二、针灸干预

骨质疏松症是一个全球性的重要健康问题，更是世界公认的难以克服的难题。随着人类寿命的延长，骨质疏松症的发病率有上升趋势。针灸疗法是中国的传统治疗方法，包括针刺法、灸法和其他针法。常用的针刺法采用毫针为主，也可采用皮肤针、皮内针等器具，因其副作用小，止痛作用明显而被临床广泛应用在骨质疏松症的辅助治疗当中。

针灸作为中医学的常用外治法，历史悠久，论述针灸的典籍也是卷帙浩繁，历代医家在长期的医疗实践中积累了深厚的理论基础和扎实的实践水平。针刺可以通过对人体特定部位或者病所针刺得气，并以催气、候气等针刺手法达到特定治疗目的。相对于其他疗法，针刺治疗骨质疏松症起效快、疗效好、不良反应少、费用低，因而较易被患者接受。在临床具体应用过程中，可以单纯针刺，或者针刺后加用电针、温针，也可以针药共用。现代研究表明，抗骨质疏松治疗西药配合针灸比单独的西药有效，其中温和针灸比电针和普通针刺更有优势，针灸可能是防治骨质疏松症的有效手段，其机制与调节骨形态学及骨生物力学、调节体内分泌调节有关，对缓解骨质疏松性骨痛，预防骨质疏松骨折的发生有一定作用。

针灸刺激体表穴位，并通过全身经络的传导，从而调整气血和脏腑的功能，达到防治骨质疏松症的目的。在此基础上，演变出了其他针法，如穴位注射、穴位埋线、耳针等，也有穴位与药物配合的穴位贴敷疗法以及利用其他器具直接作用于经络系统的刮痧、火罐等治疗方法。

虽然操作技术有所区别，但都能发挥穴位、经络的功效，从而调节阴阳，治疗疾病。临床上根据骨质疏松症患者的病情辨证论治，可采用一种治疗方法，也可以多种方法共同使用，提高疗效。比如，将火罐、艾灸、刮痧结合而成的温罐灸，可以温通经脉、调和气血、扶正祛邪，从多方面缓解症状，提高骨质疏松症患者生活质量。

三、推拿干预

推拿疗法可以有效地作用于骨骼疾病，但因骨质疏松症有易骨折的特点，很长一段时间内被作为推拿疗法的禁忌证。然而近年来越来越多的研究证实正确使用推拿手法对于骨质疏松症具有积极的治疗意义。

骨质疏松症的典型症状为腰背疼痛、关节疼痛肿胀及活动受限，患者翻身、行走均较困难。推拿可解除肌肉痉挛，促进血液循环，加强炎症物质吸收，有利于修复组织、纠正小关节错位，达到运行气血、疏通经络的目的，从而缓解疼痛，缩短疗程，改善患者的生活质量，患者舒适无痛苦，接受程度高。

四、健身气功干预

传统健身气功保健治病，历史悠久，在漫长的发展过程中逐渐形成以中医“治未病”理论为指导，融合历代不同时期“整体观”“阴阳”“五行”等中医文化理论，通过调节“经络”“气血”“筋骨”等达到防病养生的目的，以“动静结合、刚柔共济、天人合一”等为原则，以“拔骨伸筋、旋转屈伸、形神共养”等为特征的运动模式。

《吕氏春秋·尽数》认为：“形不动则精不流……处足则为痿。”孙思邈云：“养性之道，常欲小劳，但莫大疲及强所不堪耳。且流水不腐，户枢不蠹，以其运动故也。”指出传统健身气功对机体健康的重要性。

大量根据中医骨伤“动静结合”为指导的治疗原则的文献报道显示，适当的力学刺激能够有效地改善骨代谢，促进骨的再生，进而到达防治骨质疏松症的目的，同时可降低或延缓骨质疏松性骨折的发生。

运动对骨骼产生的应力可使成骨细胞受到刺激，有利于骨质疏松症的治疗。研究表明，适度中等强度的运动训练，特别是各种力量性训练，可以促进新骨形成，使骨量和骨密度增加。适当的运动还能减轻因骨质疏松症引起的疼痛，提高肌肉力量，改善平衡功能，这些都是其他非运动疗法无法比拟的。

传统健身气功主要有太极拳、八段锦、五禽戏、易筋经等。太极拳、五禽戏及八段锦等传统健身气功能够有效地改善骨质疏松症患者的骨代谢水平，显著增加患者的骨密度，缓解患者全身骨痛等临床症状，进而能够有效地延缓骨质疏松性骨折的发生。此外，传统健身气功具有无副作用及不受时间、地点限制的独特优势，已经成为骨质疏松症患者广泛接受的锻炼方式。长期的传统健身气功锻炼能够有效地维持中老年女性的骨密度及骨矿含量，能够有效地减缓女性因年龄增长而引起的骨量流失。同时长期的户外传统健身气功锻炼能够增加光照时间，有利于活化维生素 D、促进钙的吸收，由此可见，传统健身气功有助于骨骼的健康。此外，随着年龄的增长，肌力平衡能力会逐步下降，而长期的传统健身气功锻炼能够有效地维持肌肉的良好状态，同时明显提高平衡能力，显著降低中老年女性因意外跌倒而并发骨质疏松性骨折的概率。

传统健身气功具有内外合一、形神兼备的特点，在平衡阴阳的同时能够通利关节、强筋骨。其动作简单舒缓、易于老年人练习等特点使其易于在骨质疏松症患者中推广，并且在骨质疏松症三级防治中起到重要的作用。

第三节　西药疗法

一、药物治疗指征

抗骨质疏松药物可以增加骨密度，改善质量，显著降低骨折的发生风险。抗骨质疏松药物治疗的适应证如下。

1. 发生椎体脆性骨折（临床或无症状）或髋部脆性骨折者。

2. DXA 骨密度（腰椎、股骨颈、全髋部或桡骨远端 1/3）T– 值 ≤ –2.5，无论是否有过骨折。

3. 骨量低下者（骨密度：–2.5 ＜ T– 值＜ –1.0），具备以下情况之一：①髋部某些部位发生过骨折（肱骨上段、前臂远端或骨盆）。

② FRAX 工具计算出未来 10 年髋部骨折概率≥ 3% 或任何主要骨质疏松性骨折发生概率≥ 20%。

二、药物分类及特点

抗骨质疏松药物按作用机制可分为骨吸收抑制剂、骨形成促进剂等。通常首选使用具有较广抗骨折谱的药物（如阿仑膦酸钠、唑来膦酸、利塞膦酸钠和迪诺塞麦等）。对低、中度骨折风险者首选口服药物治疗。对口服不能耐受、禁忌、依从性欠佳及高骨折风险者可考虑使用注射制剂（如唑来膦酸、特立帕肽或迪诺塞麦等）。如仅椎体骨折高风险，而髋部和非椎体骨折风险不高的患者，可考虑选用雌激素或选择性雌激素受体调节剂。新发骨折伴疼痛的患者可考虑短期使用降钙素。现将主要抗骨质疏松药物的特征和应用规范介绍如下 。

（一）双膦酸盐类

双膦酸盐是目前临床上应用最为广泛的抗骨质疏松药物。双膦酸盐与骨骼羟磷灰石的亲和力高，能够特异性结合到骨重建活跃的骨表面，抑制破骨细胞功能，从而抑制骨吸收。不同双膦酸盐抑制骨吸收的效力差别很大，因此临床上不同双膦酸盐药物使用剂量及用法也有所差异。目前用于防治骨质疏松症的双膦酸盐主要包括阿仑膦酸钠、唑来膦酸、利塞膦酸钠、伊班膦酸钠、依替膦酸二钠和氯膦酸二钠等。双膦酸盐类药物总体安全性较好，但有几点值得关注：①胃肠道不良反应；②一过性“流感样”症状，症状明显者可用非甾体抗炎药或其他解热镇痛药对症治疗；③肾脏毒性，肾功能异常的患者，应慎用此类药物或酌情减少药物剂量；④下颌骨坏死，对患有严重口腔疾病或需要接受牙科手术的患者，不建议使用该类药物；⑤非典型股骨骨折，对于长期使用双膦酸盐患者（3 年以上），一旦出现大腿或者腹股沟部位疼痛，应进行双股骨 X 线摄片检查，明确是否存在非典型股骨骨折。一旦发生非典型股骨骨折，应立即停止使用双膦酸盐等抗骨吸收药物。

（二）降钙素类

降钙素是一种钙调节激素，能抑制破骨细胞的生物活性、减少破骨细胞数量，减少骨量丢失并增加骨量。降钙素类药物的另一突出特点是能明显缓解骨痛，对骨质疏松症及其骨折引起的骨痛有效。目前应用于临床的降钙素类制剂有两种：鳗鱼降钙素类似物和鲑降钙素。鉴于鼻喷剂型鲑降钙素具有潜在增加肿瘤风险的可能，鲑降钙素连续使用时间一般不超过 3 个月。

（三）绝经激素治疗

绝经激素治疗类药物能抑制骨转换，减少骨丢失。包括雌激素补充疗法和雌、孕激素补充疗法，能减少骨丢失，降低椎体及髋骨骨折的风险，是防治绝经后骨质疏松症的有效措施。绝经妇女正确使用绝经激素治疗，总体是安全的，以下几点为人们特别关注的问题。

1. 子宫内膜癌

补充雌激素的同时适当补充孕激素，子宫内膜癌的风险相对降低。所以，有子宫的妇女应用雌激素治疗时必须联合应用孕激素。

2. 乳腺癌

《绝经激素治疗的全球共识》指出，激素治疗与乳腺癌的关系主要取决于孕激素及其应用时间长短。与合成的孕激素相比，微粒化黄体酮和地屈孕酮与雌二醇联用，乳腺癌的风险更低。乳腺癌是绝经激素治疗的禁忌证。

3. 心血管疾病

60 岁以前或绝经不到 10 年开始激素治疗可能对患者心血管有一定的保护作用；已有心血管损害，或 60 岁后再开始激素治疗，则没有此保护作用。

4. 血栓

血栓是激素治疗的禁忌证，非口服雌激素因没有肝脏首过效应，其血栓风险更低。建议激素补充治疗遵循以下原则：①明确治疗的利与弊；②绝经早期开始用（＜ 60 岁或绝经 10 年之内）；③应用最低有效剂量；④治疗方案个体化；⑤局部问题局部治疗；⑥坚持定期随访和安全性监测（尤其是对乳腺和子宫）。

（四）选择性雌激素受体调节剂

选择性雌激素受体调节剂类，如雷洛昔芬，在骨骼与雌激素受体结合，发挥类雌激素样作用，抑制骨吸收，增加骨密度，降低椎体骨折发生的风险；而在乳腺和子宫则发挥拮抗雌激素的作用，因而不刺激乳腺和子宫。有研究表明，其能够降低雌激素受体阳性浸润性乳癌的发生率。雷洛昔芬药物总体安全性良好。

（五）甲状旁腺激素类似物

甲状旁腺激素类似物是当前促骨形成的代表性药物，国内已上市的有特立帕肽。间断使用小剂量能刺激成骨细胞活性，促进骨形成，增加骨密度，改善骨质量，降低椎体和非椎体骨折的发生风险。

（六）锶盐

锶是人体必需的微量元素之一，雷奈酸锶是合成锶盐，具有抑制骨吸收和促进骨形成的双重作用，可降低椎体和非椎体骨折的发生风险。雷奈酸锶仅用于无法使用其他获批药物以治疗严重骨质疏松症患者。用药期间如果患者出现了心脏或循环系统问题，应停用。

（七）活性维生素 D 及其类似物

活性维生素 D 及其类似物有 α- 骨化醇和骨化三醇两种。活性维生素 D 及其类似物更适用于老年人、肾功能减退以及 1α- 羟化酶缺乏或减少的患者，具有提高骨密度，减少跌倒，降低骨折风险的作用。长期使用时，应在医师指导下使用。

（八）维生素 K 类

四烯甲萘醌是维生素 K 的一种同型物，具有提高骨量的作用。除双膦酸盐药物外，其他抗骨质疏松药物一旦停止应用，疗效就会快速下降；而双膦酸盐类药物停用后，其抗骨质疏松性骨折的作用可能会保持数年。抗骨质疏松药物疗程应个体化，所有治疗应至少坚持 1 年，在最初 3~5 年治疗期后，应该全面评估患者发生骨质疏松性骨折的风险。

第四节　生活方式干预

一、饮食疗法

骨质疏松症患者可以通过调整饮食结构来改善骨质疏松，其基本策略是食用富含钙和维生素 D 的食物，同时养成良好的膳食模式。在此基础上还应注意少喝浓茶和咖啡，戒烟限酒以及拒绝碳酸饮料等。

（一）摄入足够的钙

多部预防和治疗骨质疏松症的临床指南指出，骨质疏松症预防或治疗以及任何年龄健康骨骼的基本要求是足够的钙摄入量。2013 年中国居民膳食每天钙推荐摄入量：18~50 岁为 800mg，50 岁以上为 1000mg。常见食物每百克所含的钙成分（单位为 mg）如下。

乳类：牛奶粉 900；水产类：虾皮 991，虾米（河产及海产）882，田螺 357，泥鳅 299，海参 285；海菜类：海带 2250，紫菜 440，木耳（黑）357；叶菜类：黄花（金针菜）463，苋菜 200，香菜（芫荽）

170，芹菜茎160；豆类制品：豆腐干308，豆腐乳167；干豆类：黄豆（大豆）320，黑豆250，青豆240，红豇豆100；鲜豆类：青扁豆荚（鹊豆）132，白扁豆荚（刀子豆）81，四季豆（芸豆）66；谷类：燕麦片186。

（二）维生素D的重要性

维生素D在钙的吸收、肌肉性能、骨骼的健康、人体的平衡与跌倒的风险中起着主要作用。同时，维生素D在骨骼和矿物质代谢中起着重要的作用。维生素D还能增加肠道对钙和磷酸盐的吸收，促进骨质矿化，因此维生素D也对骨细胞有直接的作用，大量临床研究和医学指南指出，儿童和成年人要确保充足的维生素D来预防骨质疏松症。绝大多数的天然食物中不含有维生素D。含有维生素D的食物主要有牛奶、鱼油、面包和谷物。没有涂防晒剂的皮肤在阳光下照射也能够产生维生素D（建议每天照射30分钟左右）。

（三）良好的膳食模式

膳食模式是指膳食中不同食物的种类、数量、比例或者组合，以及习惯性的消费频率。膳食模式与骨骼的健康有着密切的相关。结合我国人群的饮食结构及《原发性骨质疏松症患者的营养和运动管理专家共识》，建议如下。

1. 饮食多样化

平均每天摄入12种及以上的食物，每周在25种以上，包括畜禽鱼蛋奶类、大豆坚果类、蔬菜水果类、薯类、谷类等食物，其中要注意果汁不能代替鲜果。

2. 摄入优质蛋白质

可择优选择鱼类和禽类，以及每日 1 个鸡蛋，不能舍弃蛋黄；经常吃豆制品，适量食用坚果，保证足量奶及奶制品的摄入。

3. 足量饮水

成年人每天应保证 7~8 杯（1500~1700ml），提倡饮用白开水；不喝咖啡、含糖饮料及碳酸饮料。

4. 清淡饮食

少吃高盐以及油炸食品。成人每天的食盐摄入量不超过 6g，老年人不超过 5g，每天的烹调油 25~30g。少食用腌制肉和烟熏制品。

5. 控制添加糖的摄入量

每天摄入不超过 50g，宜控制在 25g 以下。

二、运动疗法

国外有研究指出，比起科学饮食，体育运动对于提高 60 岁以上的健康人群的肌肉质量和功能效果更明显。科学的体育运动能增加骨量、提高骨峰值、减缓骨丢失，对骨代谢有着积极的促进作用。而不同的运动训练方式对骨健康的影响也是不同的，如抗阻性训练、有氧训练、冲击性训练及组合型训练等。运动训练作为一种无副作用的、成本较低的方式，在骨代谢中扮演着不可或缺的角色。适当的运动能够提高骨质密度，减缓骨质的流失，增加峰值骨量，进而维持骨骼的健康。不同类型的运动方式对骨质代谢的影响也有差异性。

1. 抗阻性训练

是指肌肉通过克服外在阻力作拉长、收缩，增加肌肉的力量，对骨骼产生应力，从而提高骨的强度。

2. 有氧训练

是指在氧气充分供应下人体进行的体育锻炼，即在运动过程当中人体吸入的氧气与需求是相等的，能够达到生理需求上的平衡状态。可以居家进行的有氧运动如：跳舞（社交舞）、健骨操、行走、慢跑、原地蹬地跑、太极、有氧健身操、家居劳动（打扫卫生、手洗衣服等）等。

3. 冲击性训练

是指人体在运动过程当中关节与骨骼因承受短暂并重复的负荷应力的一种训练方式，分为低冲击性运动和高冲击性运动（如排球、体操等）。

4. 复合运动

太极拳运动与抗阻训练联合能够有效地刺激髋部、膝部以及腰椎的成骨细胞活性，从而增加骨量，同时预防骨质疏松症的发生，能够有效地提高中老年女性的骨质代谢的调节能力，从而使体内与骨质代谢相关的激素得到一定的改变。

5. 我国传统的健身运动

八段锦、易筋经、五禽戏以及六字诀等均能够预防骨质疏松症，中华医学会和国家卫生健康委员会联合推荐的《健骨操》可以作为中老年人以及骨质疏松症患者的日常活动内容之一。

运动疗法预防骨质疏松症的效果是毋庸置疑的，只是运动方式的不同，作用部位及锻炼的效果也是不同的。在制定治疗和预防骨质疏松症的运动处方时不仅要考虑到个体的差异、目标部位，同时也需要考虑到个体身体素质的全面发展，因此应在专科医生的指导下制定个体化的方案，并循序渐进、持之以恒、适时调整，勿盲目锻炼。

三、情志调摄疗法

骨质疏松症不仅会降低自理能力、导致疼痛、限制日常活动，还会影响患者的自尊，使其出现焦虑、抑郁等情志方面的问题，进而影响患者的生活质量。

《素问·举痛论》曰："百病生于气也。怒则气上，喜则气缓，悲则气消，恐则气下，思则气结，惊则气乱。"骨质疏松症的中医病因病机主要表现为"肾虚、脾弱、血瘀"，肾主骨生髓，在七情中对应的是"恐"，脾为后天之本主肌肉，在七情中对应的是"思"，过度恐惧害怕、思虑则会影响肾脾等脏腑，导致骨肉不相亲，从而加重骨质疏松症。《东医宝鉴·内景篇》曰："七情伤人，惟怒为甚，盖怒则肝木克脾土，脾伤则四脏俱伤矣。"因而，调肝解郁，多交流，多沟通，保持心情舒畅，积极心理治疗的干预，自我调节，树立信心尤为重要。

情志调摄则是防病之本，保持愉悦的心情对预防骨质疏松症有很大裨益。要做到心情愉悦，情志调畅，则需修身养德，戒除名利，保持淡泊恬静的心态，精神内守，内心平和，形神合一。

第四章 治疗骨质疏松症的常用中药和经穴

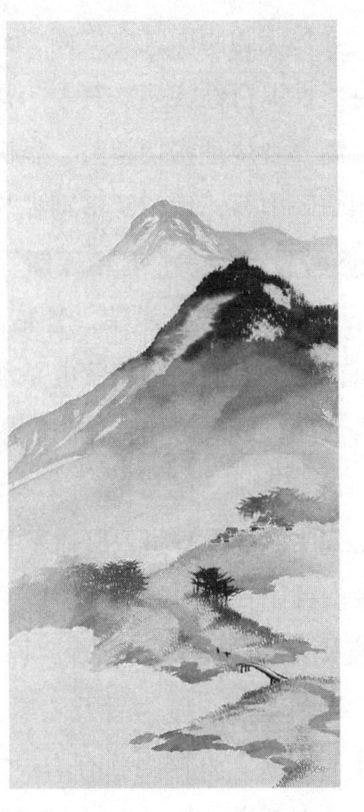

骨质疏松症的防治以穴位经络系统、中药辨证为重点，在中医理论的指导下，针灸中药疗效显著，优势明显。

中医认为，骨质疏松症是以先天禀赋不足、后天摄养失调为内因，外邪侵袭等为诱因，导致脏腑阴阳气血失调、经络运行痹阻、骨枯而髓减、骨失滋养的全身慢性退行性疾病。其中，肾为先天之本，藏精、主骨、生髓。肾、骨、髓三者生理密切相关，病机相互影响。肾中精气内寓元阴元阳，偏于阳虚则虚寒；偏于阴虚则虚热。绝经后妇女和老年人“天癸”竭绝，加之各种致病因素，肾精逐渐亏虚，或阴损及阳，或阳损及阴，骨髓化源不足，骨络失于滋荣，骨枯而髓减，以致骨量减少，骨质疏松，甚至骨折而发为本病。肾精亏虚是本病发生的根本病机。肝主疏泄而藏血，以血为体，以气为用，体阴而用阳。肝藏血、主筋，筋骨相连，精血相生，肝肾同源。绝经后妇女多有情志不遂，肝气郁结，疏泄功能失常。老年人阴血既亏，可致肝血不足，阴阳失调，以致筋骨失于营养，骨络不荣。且妇女一生经、孕、产、乳，数伤于血，肾精与肝血，荣则俱荣，衰则同衰，若天癸渐少，卵巢早衰，或性腺功能减退，无以生精养骨，导致本病。脾为后天之本，主运化，主四肢肌肉。脾胃健运，则肌肉丰满壮实，骨骼强壮有力。绝经后妇女以及老年人，脾胃功能减退；或因摄生不当，伤及脾胃，以致运化功能失常，水谷精微不足，无以充养先天之精，精气亏虚，则筋骨肌肉失养，可致肌少筋痿骨弱。气为血帅，血为气母，气行则血行，血瘀则气滞。气血与筋骨密切相关。气血运行正常，气血调和，则筋强骨健。骨质疏松，易发骨折，气血运行痹阻，血瘀气滞，骨络失养；“瘀血不去，则新血不生”，骨髓失养，导致骨枯而髓减，易发本病。

此外，外邪侵袭，痹阻筋骨，导致风寒湿痹，或从阳化热，转归湿热；或从阴化寒，转为寒湿；痹久则转化为骨痹，发为骨质疏松。

因此，本病以肾精亏虚、骨枯髓减为本，以肝失疏泄，气滞血瘀、外感风寒湿为标，发病涉及先天禀赋不足与后天外感内伤诸因；病性包括阴阳偏盛偏衰、气血经络不荣不通、寒热虚实标本夹杂；病位局部在骨及筋肉等形体、整体，与五脏相关；病势基于体质“从化”、疾病治疗和预防养护而变化。

根据中医理论及临床运用，本病治疗选用经络腧穴以肾经、脾经、胃经、膀胱经、肝经、任脉、督脉为主，中药以补肾壮阳、益气健脾、强筋壮骨、活血化瘀、祛风寒湿痹为主，但仍根据实际情况，辨证加减使用，不可拘泥。

第一节 常用中药

骨质疏松症已成为我国重要的公共卫生问题，近年来将中药治疗与现代分子生物学相结合，发挥中药靶向治疗骨质疏松症的优势成为研究热点。越来越多的研究表明，中药通过促进成骨细胞分化，增加骨形成治疗骨质疏松症，为临床中药治疗提供新的依据与思路。基于中医基础理论，以单味中药为基础的实验研究和临床研究逐渐深入，中医治疗骨质疏松症，以补肾填精、健脾养血、通络活血、强筋壮骨中药为主。本节主要介绍常用单味中药如下。

一、补虚药

（一）补阳药

1. 淫羊藿

［性味归经］辛、甘、温。归肝、肾经。

［功效］补肾壮阳，强筋骨，祛风湿。

［用法用量］煎服，6~10g。

［临床应用］骨质疏松症肾阳虚证，症见阳痿遗精，筋骨痿软，麻木拘挛等。

［现代药理研究］本品含有黄酮类化合物，还含有木脂素，生物碱和挥发油等成分。淫羊藿中的淫羊藿黄酮磷脂复合物可调节骨发生，控制骨量；淫羊藿及其提取物淫羊藿苷能够促进成骨细胞的成骨作用，维持骨平衡，达到预防骨质疏松症的目的。本品还有性激素样作用，可增强免疫，调节骨代谢异常。

2. 补骨脂

［性味归经］辛、苦、温。归肾、脾经。

［功效］补肾壮阳，固精缩尿，纳气平喘，温脾止泻。

［用法用量］煎服，6~10g。

［临床应用］骨质疏松症肾虚证，症见腰膝冷痛、遗尿、尿频等。

［现代药理研究］本品主要含补骨脂素和异补骨脂素等香豆素类，对维持骨代谢的稳态具有重要的作用，可通过调节骨代谢信号通路促进成骨细胞分化、抑制成脂分化、抑制破骨细胞的分化和增殖、抗炎、抗氧化应激等途径改善骨代谢紊乱，为防治骨质疏松症的常用药。

3. 鹿茸

［性味归经］甘、咸、温。归肾、肝经。

［功效］补肾壮阳，益精血，强筋骨，调冲任，托疮毒。

［用法用量］1~2g，研末冲服。服用本品宜从小量开始，缓缓增加，不可骤用大量，以免阳升风动，头晕目赤，或伤阴动血。

［临床应用］骨质疏松症肾阳不足证，症见羸瘦，神疲，畏寒，眩晕，耳鸣耳聋，腰脊冷痛，筋骨痿软等。

[现代药理研究] 本品主要含雌二醇、胆固醇、雌酮、卵磷脂、脑磷脂、神经磷脂、磷脂酰胆碱、核糖核酸、脱氧核糖核酸、硫酸软骨素A、前列腺素等。能改善内分泌系统物质代谢，抗氧化损伤，增强造血功能，促进骨生长，抗衰老。

4. 杜仲

[性味归经] 甘，温。归肝、肾经。

[功效] 补肝肾，强筋骨，安胎。

[用法用量] 煎服，6~10g。

[临床应用] 骨质疏松症肝肾不足证，症见腰膝酸痛，筋骨无力，头晕目眩等。

[现代药理研究] 杜仲提取物具有类雌激素类样作用，有抑制骨转化、提高骨密度、抑制骨吸收、调节骨代谢功能的药效作用，可促进成骨细胞增殖和碱性磷酸酶活性，从而起到防治骨质疏松症的作用，进一步明确杜仲补肾、强筋健骨的作用机理。

5. 肉苁蓉

[性味归经] 甘、咸，温。归肾、大肠经。

[功效] 补肾阳，益精血，润肠通便。

[用法用量] 煎服，6~10g。

[临床应用] 骨质疏松症肾阳不足证，症见腰膝酸软，筋骨无力等。

[现代药理研究] 肉苁蓉具有双向调节骨代谢的药理作用，能够显著改善骨质疏松症患者血清碱性磷酸酶、钙、磷代谢，提高骨密度。

6. 菟丝子

[性味归经] 辛、甘，平。归肝、肾、脾经。

[功效] 补益肝肾，固精缩尿，安胎，明目，止泻。

［用法用量］煎服，6~12g。外用适量。

［临床应用］骨质疏松症肝肾不足证，症见腰膝酸软，遗尿，尿频，目昏耳鸣等。

［现代药理研究］菟丝子活性成分包括类黄酮类化合物、木脂素、奎宁酸和多糖。菟丝子的黄酮类化合物成分可显著增加骨质量指数、骨密度及血清钙、碱性磷酸酶水平，抑制成骨细胞凋亡，具有骨保护的作用，用于预防和治疗骨质疏松症。

7. 仙茅

［性味归经］辛，热；有毒。归肾、肝、脾经。

［功效］补肾阳，强筋骨，祛寒湿。

［用法用量］煎服，3~10g。

［临床应用］骨质疏松症肾阳不足证，症见腰膝冷痛，筋骨痿软无力，阳痿精冷，小便频数等。

［现代药理研究］仙茅酚苷类成分仙茅苷、仙茅素 A、苔黑酚葡萄糖苷和苔黑酚龙胆二糖苷均可促进成骨细胞的骨形成，抑制破骨细胞的骨吸收，具有显著的抗骨质疏松作用。

8. 续断

［性味归经］苦、辛，微温。归肝、肾经

［功效］补肝肾，强筋骨，续折伤，止崩漏。

［用法用量］煎服，9~15g。止崩漏宜炒用。

［临床应用］骨质疏松症肝肾不足证，症见腰膝酸软，风湿痹痛，跌扑损伤，筋伤骨折等。

［现代药理研究］续断的含药血清具有刺激骨基质蛋白（碱性磷酸酶和骨钙素）生成和分泌、刺激成骨细胞增殖的作用；续断总皂苷提取物能促进骨折愈合后期骨痂的改建，使板层骨提早出现和髓腔提前再

通、提高成骨细胞的活性和指数、促进基质的钙化，均是续断防治骨质疏松症的依据。

（二）补血药

1. 熟地黄

［性味归经］甘，微温。归肝、肾经。

［功效］补血滋阴，益精填髓。

［用法用量］煎服，9~15g。

［临床应用］骨质疏松症肝肾阴虚证，症见腰膝酸软，骨蒸潮热，盗汗遗精，眩晕、耳鸣等。

［现代药理研究］本品含有槲皮素、山柰酚，槲皮素可促进成骨细胞分化，并可抑制破骨细胞的骨吸收过程，诱导破骨细胞凋亡，维持骨代谢稳定；山柰酚具有雌激素活性，诱导成骨细胞分化而发挥治疗作用；熟地黄提取物能修复骨质结构，增加骨质密度，提高钙、磷含量，纠正骨代谢紊乱，调整骨质成分构成比例的平衡，防治骨质疏松症。

2. 当归

［性味归经］甘、辛，温。归肝、心、脾经

［功效］补血活血，调经止痛，润肠通便。

［用法用量］煎服，6~12g。生当归质润，长于补血调经，润肠通便，常用于血虚证、血虚便秘、痈疽疮疡等；酒当归功善活血调经，常用于血瘀经闭、痛经，风湿痹痛，跌扑损伤等。当归身偏于补血，当归头偏于止血，当归尾偏于活血，全当归偏于和血。

［临床应用］骨质疏松症血虚证，症见面色萎黄，眩晕心悸，风湿痹痛，跌扑损伤等。

［现代药理研究］当归多糖可增粗骨小梁、缩小骨髓腔及增多骨纵

纹，使骨强度增加而达到抗骨质疏松的疗效；当归萃取物紫花前胡素与紫花前胡醇可通过增强骨密度、骨小梁厚度和骨小梁数量，有效抑制脂多糖所致的骨丢失；紫花前胡素还能减少破骨细胞的分化。

3. 白芍

［性味归经］苦、酸，微寒。归肝、脾经

［功效］养血调经，敛阴止汗，柔肝止痛，平抑肝阳。

［用法用量］煎服，6~15g。平抑肝阳、敛阴止汗多生用，养血调经、柔肝止痛多炒用或酒炒用。

［临床应用］骨质疏松症血虚证，症见胁肋脘腹疼痛，四肢挛急疼痛，自汗，盗汗等。

［现代药理研究］白芍总苷可提高小鼠成骨细胞活性，促进成骨细胞的增殖分化，增加骨密度和骨钙含量的作用，并且能够改善骨组织的病理形态，对治疗临床绝经后骨质疏松症有一定作用。

（三）补气药

1. 黄芪

［性味归经］甘，微温。归脾、肺经。

［功效］补气升阳，益卫固表，利水消肿，生津养血，行滞通痹，托毒排脓，敛疮生肌。

［用法用量］煎服，9~30g。益气补中宜蜜炙用，其他方面多生用。

［临床应用］骨质疏松症气虚证，症见气虚乏力，食少便溏，水肿尿少，中气下陷，肺气虚弱，表虚自汗，内热消渴，血虚萎黄，痹痛麻木等。

［现代药理研究］本品主要含黄芪多糖，可以提高雌激素水平，从而提高成骨细胞的活性，有利于骨骼生长，减少钙质沉着，增强骨吸

收，并能提高微量元素含量如锌、锰、铜、铁等，从而利于骨形成。此外，高浓度的黄芪多糖，可抑制成骨细胞增殖，对成骨细胞具有双向调节作用。

2. 党参

[性味归经] 甘，平。归脾、肺经。

[功效] 补脾益肺，养血生津。

[用法用量] 煎服，9~30g。

[临床应用] 骨质疏松症气虚证，症见食少倦怠，咳嗽虚喘，头晕乏力，心悸气短等。

[现代药理研究] 本品主要成分为生物碱、皂苷、蛋白质等。具有补中益气、健脾益胃及增进新陈代谢、补血生津的功效。党参中钙的含量非常高，可增加神经肌肉的兴奋性及保持毛细血管细胞壁的通透性，参与肌肉收缩，从而防治骨质疏松症。

3. 白术

[性味归经] 甘、苦，温。归脾、胃经。

[功效] 补气健脾，燥湿利水，止汗，安胎。

[用法用量] 煎服，6~12g。燥湿利水宜生用，补气健脾宜炒用，健脾止泻宜炒焦用。

[临床应用] 骨质疏松症脾气虚弱证，症见食少倦怠，腹胀泄泻，痰饮眩悸，水肿，气虚自汗等。

[现代药理研究] 白术水煎液能显著提高血清磷离子浓度，提高骨细胞及成骨细胞增殖，加速骨骼的重建。

4. 山药

[性味归经] 甘，平。归脾、肺、肾经。

［功效］益气养阴，补脾肺肾，涩精止带。

［用法用量］煎服，10~30g。麸炒山药补脾健胃，用于脾虚食少，泄泻便溏，白带过多。

［临床应用］骨质疏松症肺脾气虚证，症见脾虚食少，大便溏泄，喘咳，尿频等。

［现代药理研究］山药提取物薯蓣皂苷通过促进成骨细胞的形成和抑制破骨细胞的形成，从而提高骨矿物质含量和骨强度，在促进成骨及抑制破骨双向起到防治骨质疏松症的效果。

5. 甘草

［性味归经］甘，平。归心、肺、脾、胃经。

［功效］补脾益气，清热解毒，祛痰止咳，缓急止痛，调和诸药。

［用法用量］煎服，2~10g。清热解毒宜生用，补中缓急、益气复脉宜蜜炙用。

［临床应用］骨质疏松症气虚证，症见倦怠乏力，心悸气短，脉结代，四肢挛急疼痛等。

［现代药理研究］甘草提取物异甘草素能增加大鼠骨的强度、刚度及骨密度，使骨力学重建；一方面能提高成骨细胞中骨小梁的数量来增加骨量，另一方面还可以降低骨基质丢失来提高骨的韧性，亦可提高骨的生物力学性能。

6. 红景天

［性味归经］甘、苦，平。归肺、脾、心经。

［功效］益气活血，通脉平喘。

［用法用量］煎服，3~6g。

［临床应用］骨质疏松症气虚证，症见胸痹心痛，中风偏瘫，倦怠气喘。

［现代药理研究］红景天能促进自噬小体的形成，减少骨细胞凋亡，拮抗氧化应激损伤，改善绝经后骨质疏松症。红景天苷可以减轻骨质疏松，通过抑制骨吸收介质的释放和对于成骨细胞的氧化损伤来发挥保护作用。

二、活血化瘀药

1. 丹参

［性味归经］苦，微寒。归心、肝经。

［功效］活血祛瘀，通经止痛，清心除烦，凉血消痈。

［用法用量］煎服，10~15g。活血化瘀宜酒炙用。

［临床应用］骨质疏松症血瘀证，症见胸痹心痛，脘腹胁痛，癥瘕积聚，跌打损伤等。

［现代药理研究］丹参水提物能促进成骨细胞活性，促进骨基质形成和抑制破骨细胞性骨吸收。丹参酮有效降低骨转换率，延缓或阻断快速骨丢失的作用。

2. 三七

［性味归经］甘、微苦，温。归肝、胃经。

［功效］散瘀止血，消肿定痛。

［用法用量］煎服，3~9g；研末吞服，1 次 1~3g。外用适量。

［临床应用］骨质疏松症血瘀证，症见血滞胸腹刺痛，跌扑肿痛等。

［现代药理研究］三七的有效成分三七总皂苷具有多种药理活性，如抗氧化、抗炎、雌激素生物活性等，是一种抗骨质疏松的有效药物。

3. 牛膝

[性味归经] 苦、甘、酸，平。归肝、肾经。

[功效] 逐瘀通经，补肝肾，强筋骨，利尿通淋，引血下行。

[用法用量] 煎服，5~12g。活血通经、利尿通淋、引血（火）下行宜生用，补肝肾、强筋骨宜酒炙用。

[临床应用] 骨质疏松症肝肾不足证，症见腰膝酸痛，筋骨无力，水肿，小便不利等。

[现代药理研究] 怀牛膝活血化瘀、强身健骨、增强身体免疫力、利尿消炎，本品有丰富的生物碱，抑制维甲酸，有效保护骨中的矿物质不流失，提升骨密度。

4. 骨碎补

[性味归经] 苦，温。归肝、肾经。

[功效] 活血疗伤止痛，补肾强骨；外用消风祛斑。

[用法用量] 煎服，3~9g。外用适量，研末调敷，亦可浸酒擦患处。

[临床应用] 骨质疏松症肾虚，症见腰痛，筋骨痿软，耳鸣耳聋，牙齿松动，久泻等。

[现代药理研究] 骨碎补可促进钙的吸收，提高血磷和血钙水平，推迟骨细胞的退行性病变，改善软骨细胞，以利于骨折的愈合。骨碎补与雌激素的作用类似，骨碎补总黄酮含药血清具有促进体外成骨细胞增殖、分化，抑制成骨细胞凋亡的作用，从而达到治疗骨质疏松症的目的。

5. 鸡血藤

[性味归经] 苦、甘，温。归肝、肾经。

[功效] 活血补血，调经止痛，舒筋活络。

[用法用量] 煎服，9~15g。

［临床应用］骨质疏松症血瘀证，症见风湿痹痛，肢体麻木，血虚面色萎黄等。

［现代药理研究］鸡血藤发挥作用的主要成分可能为木犀草素、甘草查尔酮 A 和芦荟大黄素。木犀草素具有抗炎、抗氧化、抗肿瘤和免疫双向调节等作用。甘草查尔酮 A 可增强骨骼形成并增加骨骼质量，芦荟大黄素可以通过抑制破骨细胞增殖来对骨质起保护作用。

三、祛风寒湿痹药

1. 防风

［性味归经］辛、甘，微温。归膀胱、肝、脾经。

［功效］祛风解表，胜湿止痛，止痉。

［用法用量］煎服，5~10g。

［临床应用］骨质疏松症寒湿阻滞，症见关节痹痛。

［现代药理研究］主要成分防风多糖可以促进骨吸收和炎症反应，促进破骨细胞凋亡，抑制破骨细胞发育和活性。

2. 葛根

［性味归经］甘、辛，凉。归脾、胃、肺经。

［功效］解肌退热，生津止渴，透疹，升阳止泻，通经活络，解酒毒。

［用法用量］煎服，10~15g。解肌退热、生津止渴、透疹、通经活络、解酒毒宜生用，升阳止泻宜煨用。

［临床应用］骨质疏松症见项背强痛，胸痹心痛，眩晕头痛。

［现代药理研究］葛根具有雌激素样的减少骨吸收，促进骨形成，增加骨密度的作用，能使骨矿总量、骨密度、股骨及胫骨相对体积质

量、股骨钙盐密度、股骨最大负荷、股骨结构强度等参数明显提高。葛根中的异黄酮通过雌激素受体而发挥对骨代谢的调节作用。

综上，根据骨质疏松症证型选用治疗的方药时，除了以上常用中药，补肾阳药还有海螵蛸、桑螵蛸、覆盆子、冬虫夏草、益智仁、沙苑子、巴戟天、肉核桃仁、紫河车、狗脊等；滋补肝肾药还有何首乌、石斛、黄精、龟甲、鳖甲、桑椹、桑寄生、山茱萸、墨旱莲等；健脾药还有人参、太子参、白扁豆、沙棘、芡实、莲子、山楂、麦芽、陈皮等；活血药还有五灵脂、血竭、茜草、蒲黄、乳香、没药、延胡索、夏天无、川芎、姜黄、郁金、红花、桃仁、土鳖虫、儿茶、水蛭等；这些中药在治疗骨质疏松症领域虽然研究和使用较少，但这并不能否定其可能具有治疗骨质疏松症的良好效果，因此，研究治疗骨质疏松症的中药时，可根据具体情况适量单独或配伍应用，观察其效果。值得一提的是，其中有些中药本身兼有两三种功效，如既补肾也补脾，既补脾又活血，既补肾又化瘀等，这些药的使用在临床上应当得到更多的重视。

目前，中药治疗骨质疏松症的作用机制尚不完全清楚，其有效成分的研究报道也较少，研究开发抗骨质疏松中药仍处于初级阶段，真正能够用于临床的中成药很少，根据该病中医治疗原则自主配伍的方药更少，所以，利用我国丰富的中药资源、现代药理学实验和现代技术手段，遵循传统中医药理论，优化传统抗骨质疏松中药的给药途径，对中药治疗骨质疏松症的有效成分进行更加深入的研究，尽快研制出成本低、疗效好、易于被广大患者接受的药物，是目前研究抗骨质疏松药物的发展趋势，也是中药现代化的需要。中药治疗骨质疏松症的作用机制不是单一的，而是多途径、多靶点的，是一种针对性强、灵活度高的治疗方法，应用中药来治疗骨质疏松症具有西药治疗不可比拟的优势，其前景广阔。因此未来中药防治骨质疏松症的新思路，值得我们继续积极深入探究。

第二节　常用经络

本节重点介绍防治骨质疏松症的常用经脉、络脉、经筋的循行、病候。包括足少阴肾经、足太阴脾经、足阳明胃经、足太阳膀胱经、足厥阴肝经以及任、督脉。

一、足少阴肾经

（一）经脉

1. 循行

肾足少阴之脉，起于小趾之下，邪走足心，出于然骨之下，循内踝之后，别入跟中，以上腨内，出腘内廉，上股内后廉，贯脊属肾，络膀胱；其直者，从肾上贯肝、膈，入肺中，循喉咙，挟舌本；其支者，从肺出，络心，注胸中。

2. 病候

是动则病，饥不欲食，面如漆柴，咳唾则有血，喝喝而喘，坐而欲起，目䀮䀮如无所见，心如悬若饥状，气不足则善恐，心惕惕如人将捕之，是为骨厥。是主肾所生病者，口热、舌干、咽肿，上气，嗌干及痛，烦心，心痛，黄疸，肠澼，脊、股内后廉痛，痿、厥，嗜卧，足下热而痛。

（二）络脉

1. 循行

足少阴之别，名曰大钟。当踝后绕跟，别走太阳；其别者，并经上走于心包下，外贯腰脊。

2. 病候

其病气逆则烦闷；实，则闭癃；虚，则腰痛。取之所别也。

（三）经筋

1. 循行

足少阴之筋，起于小指之下，入足心，并太阴之经，邪走内踝之下，结于踵，与足太阳之筋合，而上结于内辅骨之下；并太阴之经而上，循阴股，结于阴器，循脊内挟膂，上至项，结于枕骨，与足太阳之筋合。

2. 病候

其病足下转筋，及所过而结者皆痛及转筋，病在此者，主痫瘛及痉，在外者不能俯，在内者不能仰，故阳病者，腰反折，不能俯；阴病者，不能仰。

二、足太阴脾经

（一）经脉

1. 循行

脾足太阴之脉，起于大指之端，循指内侧白肉际，过核骨后，上内踝前廉，上腨内，循胫骨后，交出厥阴之前，上循膝股内前廉，入腹，属脾，络胃，上膈，挟咽，连舌本，散舌下。其支者，复从胃别，上膈，注心中。脾之大络，名曰大包，出渊腋下三寸，布胸胁。

2. 病候

是动则病，舌本强，食则呕，胃脘痛，腹胀善噫，得后与气，则快然如衰，身体皆重。

是主脾所生病者，舌本痛，体重不能动摇，食不下，烦心，心下急痛，溏瘕泄，水闭，黄疸，不能卧，强欠股膝内肿、厥，足大指不用。

（二）络脉

1. 循行

足太阴之别，名曰公孙。去本节后一寸，别走阳明；其别者入络肠胃。

2. 病候

厥气上逆则霍乱。实，则腹中切痛；虚，则鼓胀。取之所别也。

（三）经筋

1. 循行

足太阴之筋，起于大指之端内侧，上结于内踝；其直者，结于膝内辅骨，上循阴股，结于髀，聚于阴器。上腹，结于脐，循腹里，结于肋，散于胸中；其内者着于脊。

2. 病候

其病足大指支，内踝痛，转筋痛，膝内辅骨痛，阴股引髀而痛，阴器纽痛，上引脐与两胁痛，引膺中，脊内痛。

三、足阳明胃经

（一）经脉

1. 循行

胃足阳明之脉，起于鼻，交頞中，旁约太阳之脉，下循鼻外，入上齿中，还出挟口，环唇，下交承浆，却循颐后下廉，出大迎，循颊车，上耳前，过客主人，循发际，至额颅。其支者：从大迎前，下人迎，循喉咙，入缺盆，下膈，属胃，络脾。其直者：从缺盆下乳内廉，下挟脐，入气街中。其支者：起于胃口，下循腹里，下至气街中而合。以下髀关，抵伏兔，下膝膑中，下循胫外廉，下足跗，入中指内间。其支者：下膝三寸而别，下入中指外间。其支者：别跗上，入大指间，出其端。

2. 病候

是动则病，洒洒振寒，善伸，数欠，颜黑，病至则恶人与火，闻木声则惕然而惊，心欲动，独闭户塞牖而处；甚则欲上高而歌，弃衣而走，贲响腹胀，是为骭厥。

是主血所生病者，狂，疟，温淫，汗出，鼽衄，口㖞，唇胗，颈肿，喉痹，大腹水肿，膝膑肿痛，循膺、乳、气街、股、伏兔、骭外廉、足跗上皆痛，中指不用。气盛则身以前皆热，其有余于胃，则消谷善饥，溺色黄；气不足，则身以前皆寒栗，胃中寒，则胀满。

（二）络脉

1. 循行

足阳明之别，名曰丰隆。去踝八寸，别走太阴；其别者，循胫骨外廉，上络头项，合诸经之气，下络喉嗌。

2. 病候

其病气逆则喉痹卒喑。实，则狂癫；虚，则足不收，胫枯，取之所别也。

（三）经筋

1. 循行

足阳明之筋，起于中三指，结于跗上，邪外加于辅骨，上结于膝外廉，直上结于髀枢；上循胁，属脊。其直者，上循骭，结于膝；其支者，结于外辅骨，合少阳。其直者，上循伏兔，上结于髀，聚于阴器，上腹而布，至缺盆而结，上颈，上挟口，合于頄，下结于鼻，上合于太阳，太阳为目上纲，阳明为目下纲。其支者，从颊结于耳前。

2. 病候

其病足中指支，胫转筋，脚跳坚，伏兔转筋，髀前肿，㿗疝，腹筋急，引缺盆及颊，卒口僻，急者目不合，热则筋纵、目不开。颊筋有寒则急，引颊移口；有热则筋弛纵，缓不胜收，故僻。

四、足太阳膀胱经

（一）经脉

1. 循行

膀胱足太阳之脉，起于目内眦，上额，交巅；其支者，从巅至耳上角；其直者，从巅入络脑，还出别下项，循肩髆内，挟脊抵腰中，入循膂，络肾，属膀胱；其支者，从腰中，下挟脊，贯臀，入腘中；其支者，从髆内左右别下贯胛，挟脊内，过髀枢，循髀外后廉下合腘中。以下贯腨内，出外踝之后，循京骨至小指外侧。

2. 病候

是动则病，冲头痛，目似脱，项如拔，脊痛，腰似折，髀不可以曲，腘如结，腨如裂，是为踝厥。

是主筋所生病者，痔，疟，狂，癫疾，头囟项痛，目黄，泪出，鼽衄，项、背、腰、尻、腘、腨 、脚皆痛，小指不用。

（二）络脉

1. 循行

足太阳之别，名曰飞阳。去踝七寸，别走少阴。

2. 病候

实则鼽窒，头背痛；虚则鼽衄。取之所别也。

（三）经筋

1. 循行

足太阳之筋，起于足小指，上结于踝；邪上结于膝，其下循足外踝，结于踵，上循跟，结于腘；其别者，结于腨外，上腘中内廉，与腘中并，上结于臀。上挟脊上项；其支者，别入结于舌本。其直者，结于枕骨，上头下颜，结于鼻。其支者，为目上纲，下结于頄。其支者，从腋后外廉，结于肩髃 。其支者，入腋下，上出缺盆，上结于完骨。其支者，出缺盆，邪上出于頄。

2. 病候

其病小指支，跟肿痛，腘挛，脊反折，项筋急，肩不举，腋支，缺盆中纽痛，不可左右摇。

五、足厥阴肝经

（一）经脉

1. 循行

肝足厥阴之脉，起于大指丛毛之际，上循足跗上廉，去内踝一寸，上踝八寸，交出太阴之后，上腘内廉，循股阴，入毛中，环阴器，抵小腹，挟胃，属肝，络胆，上贯膈，布胁肋，循喉咙之后，上入颃颡，连目系，上出额，与督脉会于巅；其支者，从目系下颊里，环唇内；其支者，复从肝别贯膈，上注肺。

2. 病候

是动则病，腰痛不可以俯仰，丈夫㿗疝，妇人少腹肿，甚则嗌干，面尘脱色。

是主肝所生病者，胸满，呕逆，飧泄，狐疝，遗溺，闭癃。

（二）络脉

1. 循行

足厥阴之别，名曰蠡沟。去内踝五寸，别走少阳；其别者，循胫，上睾，结于茎。

2. 病候

其病气逆则睾肿卒，实则挺长，虚则暴痒。取之所别也。

（三）经筋

1. 循行

足厥阴之筋，起于大指之上，上结于内踝之前，上循胫，结内辅骨之下，上循阴股，结于阴器，络诸筋。

2. 病候

其病足大指支，内踝之前痛，内辅痛，阴股痛，转筋，阴器不用，伤于内则不起，伤于寒则阴缩入，伤于热则纵挺不收。

六、任脉

（一）经脉

1. 循行

起于胞中，出于会阴，上循毛际，循腹里，上关元，至咽喉，上颐循面入目。

2. 病候

任脉为病，男子内结、七疝，女子带下、瘕聚。

（二）络脉

1. 循行

任脉之别，名曰尾翳，下鸠尾，散于腹。

2. 病候

实，则腹皮痛；虚，则痒搔。

七、督脉

（一）经脉

1. 循行

起于少腹，以下骨中央，下出会阴，经长强，行于后背正中，上至风府，入属于脑，上巅，循额，至鼻柱，经素髎、水沟，会手足阳明，至兑端，入龈交。

2. 病候

督脉为病，脊强反折。

（二）络脉

1. 循行

督脉之别，名曰长强，挟膂上项，散头上，下当肩胛左右，别走太阳，入贯膂。

2. 病候

实，则脊强，虚，则头重。

第三节　常用腧穴

骨质疏松症防治的常用穴位有肾俞、脾俞、足三里、命门、悬钟、关元、太溪、三阴交、委中、肝俞、大杼、夹脊穴、大椎、身柱、腰阳关、阳陵泉、气海、中脘、百会、阿是穴等，其中运用最多的穴位为肾俞、脾俞、足三里，其次为悬钟、三阴交、大椎，主要为足少阴肾经、足太阴脾经、足阳明胃经、足太阳膀胱经、足厥阴肝经以及任、督脉上的穴位。

1. 肾俞

［属性］背俞穴。

［主治］① 耳鸣，耳聋。②遗尿，遗精，阳痿，早泄，月经不调，带下，不孕。③多食善饥，身瘦。④腰痛。

［定位］在腰部，第 2 腰椎棘突下，旁开 1.5 寸。

［取穴方法］先找髂嵴，与髂嵴相平的是第 4 腰椎，沿第 4 腰椎棘突向上数 2 个棘突为第 2 腰椎，于棘突下的凹陷处划一水平线，再找肩胛骨内侧，取肩胛骨内侧缘至后正中线（按骨度分寸法为 3 寸）的中线，两者的交点即为肾俞穴。

［操作］直刺 0.5~1 寸。

2. 足三里

［属性］胃经之合穴；胃下合穴。

［主治］①胃痛，呕吐，呃逆，腹胀，腹痛，肠鸣，泄泻，便秘。②热病，癫狂。③乳痈。④虚劳羸瘦。⑤膝足肿痛。

［定位］犊鼻下 3 寸，胫骨前嵴旁开 1 横指。

［取穴方法］先定犊鼻穴，再以犊鼻穴为基点向下以“一夫法”（横指同身寸，四指并拢，指间关节的宽度为 3 寸）量 3 寸，再找胫骨前嵴，以胫骨前嵴为基点向外移动 1 横指（中指），即为足三里穴。

［操作］直刺 1~2 寸。

3. 大杼

［出处］《素问·水热穴论》。

［属性］八会穴（骨会）；手、足太阳经交会穴。

［主治］①咳嗽，气喘。②发热。③颈项强痛，肩背痛。

［定位］在背部，第 1 胸椎棘突下，旁开 1.5 寸。

［取穴方法］低头，于隆起最高处定第 7 颈椎，向下数 1 个棘突为第 1 胸椎，于棘突下的凹陷处划一水平线，再找肩胛骨内侧，取肩胛骨内侧缘至后正中线（按骨度分寸法为 3 寸）的中线，两者的交点即为大杼穴。

［操作］斜刺 0.5~0.8 寸；不宜直刺深刺。

4. 太溪

［属性］肾经之原穴、输穴；回阳九针穴。

［主治］①遗精，阳痿，月经不调。②咳嗽，气喘，咳血，胸痛。咽喉肿痛，齿痛。③消渴，便秘。④腰背痛，下肢冷痛。

［定位］内踝尖与跟腱之间的凹陷处。

［取穴方法］先找内踝尖，再找跟腱，两者之间的中点凹陷处即为太溪穴。

5. 三阴交

［属性］足太阴、足少阴、足厥阴经交会穴。

［主治］①月经不调，崩漏，带下，阴挺，不孕，滞产。②遗精，阳痿，遗尿，小便不利，疝气。③腹胀，肠鸣，泄泻。④下肢痿痹。

［定位］内踝高点上 3 寸，当胫骨内侧面后缘。

［取穴方法］先找内踝尖，以内踝尖为基点向上（膝关节处）以一夫法（横指同身寸，四指并拢，指间关节宽度为 3 寸）量 3 寸，再找胫骨的后缘，即为三阴交穴。

6. 悬钟

［属性］八会穴中的髓会。

［主治］①腹满，食欲不振。②半身不遂，下肢痿痹，足胫挛痛。

［定位］外踝高点上 3 寸，腓骨前缘。

［取穴方法］先找外踝尖，以外踝尖为基点以横指同身寸向上量 3 寸，与腓骨前缘的交点即为悬钟。

7. 大椎

［属性］三阳督脉之会。

［主治］①热病，疟疾，寒热。②咳嗽，气喘，骨蒸。③脊痛，颈项强痛。

［定位］第 7 颈椎棘突下凹陷。

［取穴方法］低头，于隆起最高处定第 7 颈椎，棘突下的凹陷处即为大椎穴。

8. 脾俞

［属性］背俞穴。

［主治］①腹胀，呕吐，泄泻。②水肿，黄疸。③多食善饥，身瘦。

［定位］在背部，第 11 胸椎棘突下，旁开 1.5 寸。

［取穴方法］先找肩胛下角，与肩胛下角水平相平为第 7 胸椎，向下数 4 个棘突为第 11 胸椎，于棘突下的凹陷处画一水平线，再找肩胛骨内侧，取肩胛骨内侧缘至后正中线（按骨度分寸法为 3 寸）的中线，两者的交点即为脾俞穴。

9. 陶道

［属性］督脉、足太阳之会。

［主治］①寒热，疟疾，骨蒸。②脊强。

［定位］第 1 胸椎棘突下凹陷。

［取穴方法］低头，于隆起最高处定第 7 颈椎，向下数 1 个棘突为第 1 胸椎，棘突下的凹陷处即为陶道穴。

10. 身柱

[属性] 十四经穴。

[主治] ①咳嗽，气喘。②身热，癫狂，惊风，瘛疭。③腰背痛。

[定位] 第3胸椎棘突下凹陷。

[取穴方法] 低头，于隆起最高处定第7颈椎，向下数3个棘突为第3胸椎，棘突下的凹陷处即为身柱穴。

11. 神道

[属性] 十四经穴。

[主治] ①悲愁，惊悸，健忘。②寒热，头痛，疟疾。③小儿惊风。④脊痛，脊强。

[定位] 第5胸椎棘突下凹陷。

[取穴方法] 先找肩胛下角，与肩胛下角水平相平为第7胸椎，向上数2个棘突为第5胸椎，棘突下的凹陷即为神道穴。

12. 灵台

[属性] 十四经穴。

[主治] ①咳嗽，气喘。②脊痛，颈项强痛。

[定位] 第6胸椎棘突下凹陷。

[取穴方法] 先找肩胛下角，与肩胛下角水平相平为第7胸椎，向上数1个棘突为第6胸椎，棘突下的凹陷即为灵台穴。

13. 至阳

[属性] 十四经穴。

[主治] ①黄疸。②身重。③腰背痛。

[定位] 第7胸椎棘突下凹陷。

［取穴方法］先找肩胛下角，与肩胛下角水平相平为第 7 胸椎，棘突下的凹陷即为至阳穴。

14. 筋缩

［属性］十四经穴。

［主治］①小儿惊风，抽搐，癫狂痫，目上视。②脊强。

［定位］第 9 胸椎棘突下凹陷。

［取穴方法］先找肩胛下角，与肩胛下角水平相平为第 7 胸椎，向下数 2 个棘突为第 9 胸椎，棘突下的凹陷即为筋缩。

15. 中枢

［属性］十四经穴。

［主治］腰背痛。

［定位］第 10 胸椎棘突下凹陷。

［取穴方法］先找肩胛下角，与肩胛下角水平相平为第 7 胸椎，向下数 3 个棘突为第 10 胸椎，棘突下的凹陷即为中枢穴。

16. 脊中

［属性］十四经穴。

［主治］①泄泻，黄疸。②癫痫。③腰背痛。

［定位］第 11 胸椎棘突下凹陷。

［取穴方法］先找肩胛下角，与肩胛下角水平相平为第 7 胸椎，向下数 4 个棘突为第 11 胸椎，棘突下的凹陷即为脊中穴。

17. 悬枢

［属性］十四经穴。

［主治］①腹痛，泄泻。②腰脊痛。

[定位] 第 1 腰椎棘突下凹陷。

[取穴方法] 先找髂嵴，与髂嵴相平的是第 4 腰椎，沿第 4 腰椎棘突向上数 3 个棘突为第 1 腰椎，棘突下的凹陷即为悬枢穴。

18. 命门

[属性] 十四经穴。

[主治] ①腰痛，少腹痛，脊强。②赤白带下，阳痿。③下肢痿痹。

[定位] 第 2 腰椎棘突下凹陷。

[取穴方法] 先找髂嵴，与髂嵴相平的是第 4 腰椎，沿第 4 腰椎棘突向上数 2 个棘突为第 2 腰椎，棘突下的凹陷即为命门穴。

19. 腰阳关

[属性] 十四经穴。

[主治] ①月经不调，遗精，阳痿。②腰骶痛。

[定位] 第 4 腰椎棘突下凹陷。

[取穴方法] 先找髂嵴，与髂嵴相平的是第 4 腰椎，棘突下的凹陷即为腰阳关穴。

附：常用耳穴

耳穴是耳上分布的一些特定区域，是人体各部位在耳上的反应点，既能够反映身体的生理、病理情况，也能够接受、传导刺激以调理机体功能。耳穴疗法就是通过刺激耳上相应的反应区来防治疾病的方法。耳穴疗法以中医学的经络、脏腑为基础，结合西医学手段，从理论研究到临床诊断、治疗，已形成较为系统、完整的学科体系。耳穴疗法分为耳毫针法、耳穴埋针法、耳穴贴压法、放血疗法等，在临床上具有操作简便、起效快、疗效确切、不良反应少、易被患者所接受等优点。

（一）耳穴的来源

关于针灸刺激人体耳郭的中医疗法早在春秋战国之前就一直广泛流传，《阴阳十一脉灸经》中特别记载了与眼、上肢、咽喉、颊相密切联系的“耳脉”。耳与全身的经络和人体脏腑的相互关系最早在《黄帝内经》中就有比较详细的记载。此外，中国古代名医对耳穴也有一定的见解，例如唐代医家孙思邈最早提出了“心之窍寄见于耳”的学术观点。耳背分属五脏的论点在清代《厘正按摩要术》一书中有明确的记载，为后期耳穴的治疗提供了理论依据。

经络是人体运行气血的通道，联系脏腑形体官窍，沟通内外，输布营养物质至各脏腑组织器官，抗御病邪，保卫机体，使人体联系成了一个统一的有机整体。经络系统遍布全身，无处不在，耳作为身体的一部分，与经络亦密切相关。人体某部位发生病变，都可以通过经络反映到耳郭相应区域或相应耳穴，据此可以协助诊断，并通过对相关耳穴的刺激，疏通经络，运行气血，使阴阳恢复平衡，从而达到预防和治疗疾病的目的。

耳与脏腑的生理相互联系，病理相互影响。在脏腑辨证理论指导下，刺激病变脏腑所对应的耳穴，可使病理状态下相应脏腑的功能改善，促进其恢复，说明刺激耳穴对相应脏腑功能的调整具有相对特异性，证实了耳穴与脏腑之间具有相关性。

（二）耳穴贴压治疗骨质疏松症

耳穴贴压作为传统的中医外治方法，其理论基础为耳针疗法，有研究显示，耳穴贴压疗法可有效改善骨转化标志物，从而改善骨代谢水平，对于骨质疏松症患者疼痛症状具有显著的缓解作用，且无不良反应，易于推广。

根据临床文献报道，皮质下、神门、脾、肾、肝、腰骶椎、耳部阿是穴为治疗骨质疏松症的常用耳穴。

1. 皮质下

［定位］位于对耳屏内侧面，即对耳屏 4 区。

［主治］痛证、间日疟、神经衰弱、假性近视、失眠。

［功效］升清利窍，益心安神，缓急止痛。

2. 神门

［定位］在左角窝后 1/3 的上部，即三角窝 4 区。

［主治］失眠、烦躁、戒断综合征（戒烟、戒酒、戒毒）、多梦、癫痫、高血压、神经衰弱。

［功效］镇静、镇痛、消炎。

3. 脾

［定位］位于 BD 线下方，耳甲腔的后上部，即耳甲 13 区。

［主治］腹胀、腹泻、便秘、食欲不振、功能性子宫出血、白带过多、内耳性眩晕。

［功效］调养阴血，宣肺健脾，益气助正，和胃通络。

4. 肾

［定位］在对耳轮下脚下方后部，即耳甲 10 区。

［主治］腰痛、耳鸣、神经衰弱、肾盂肾炎、遗尿、遗精、阳痿、早泄、哮喘、月经不调。

［功效］益精气，壮肾阳，育精血，强肌肉，渗水湿，纳肾气。

5. 肝

［定位］在耳甲艇的后下部，即耳甲 12 区。

［主治］胁痛、眩晕、经前期紧张症、月经不调、更年期综合征、高血压、近视、单纯性青光眼。

［功效］清热解毒，利胆明目，养血平肝，疏郁缓急，通络止痛。

6. 腰骶椎

［定位］在腹区后方，即对耳轮 9 区。

［主治］腰骶部疼痛。

［功效］行气活血，舒筋止痛。

第五章 骨质疏松症的中药方剂干预

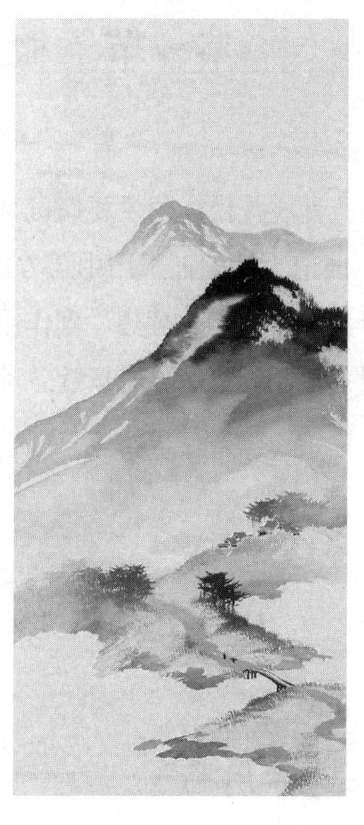

第一节　概述

中医学认为，骨质疏松症的主要病机是脾肾亏虚，治疗上以补肾健脾为要，多在辨证论治基础上选用中药方剂内服干预。诸多研究表明，中药方剂具有资源丰富、药效理想、副作用小等优势，可有效提高患者骨密度，缓解骨痛等临床症状，临床疗效确切。

第二节　中药方剂

一、辨证选方用药

1. 金匮肾气丸

[组成] 干地黄 24g，山药 12g，山茱萸 12g，泽泻 9g，茯苓 9g，牡丹皮 9g，桂枝 3g，附子 3g。

[用法] 蜜丸，每服 6g，日 2 次，白酒或淡盐汤送下；亦可作汤剂，水煎服。

[功用] 补肾助阳，化生肾气。

[主治] 肾阳气不足证。腰痛脚软，身半以下常有冷感，少腹拘急，小便不利，或小便反多，入夜尤甚，阳痿早泄以及痰饮，水肿，消渴，

脚气，转胞等。舌淡而胖，脉虚弱，尺部沉细。

［证治机制］本方在《金匮要略》中主治虚劳腰痛、痰饮、消渴、脚气、转胞、小便不利等病证，皆由肾之阴精不足，肾阳虚弱，气化失常所致。虚劳者阴阳精血俱损也，肾为先天之本，主骨藏精，肾中寄命门相火，腰为肾之外府，若肾精不足，失于滋荣，则腰痛而足膝痿软；命门火衰，失于温煦，必致半身以下常有冷感、少腹拘急；阳气虚弱，失于蒸化，必致水液代谢失常，故见小便不利或小便反多。而痰饮、水肿、消渴、脚气、转胞诸证皆为水液代谢失常之变，而宜温补肾气，助气化以利水。阳痿早泄、舌淡而胖、脉象虚弱、尺部沉细皆为肾精不足，肾之阳气匮乏所致。治宜滋养肾之阴精，以温补化生肾气。正如《小儿药证直诀笺正》所云："仲师八味，全为肾气不充，不能鼓舞真阳，而小水不利者设法。"

［方解］方用干地黄（今多用熟地黄）为君，滋补肾阴，益精填髓。《本草经疏》谓："干地黄乃补肾家之要药，益阴血之上品。"臣以山茱萸补肝肾，涩精气；山药健脾气，固肾精。二药与地黄相配，补肾填精之功益著。臣以附子、桂枝温肾助阳，鼓舞肾气。佐以茯苓健脾益肾，泽泻、牡丹皮降相火而制虚阳浮动，且茯苓、泽泻均有渗湿泄浊，通调水道之功。此亦"三补"与"三泻"相伍，则补中有泻，补而不滞。诸药相合，非峻补元阳，乃阴中求阳，微微生火，鼓舞肾气，即"少火生气"之意。

本方原名"崔氏八味丸"。《伤寒论》收载此方，后世多遵此方为补肾阳之方。然又名为"肾气丸"，确当慎思之。方中乃以大队补精水之品为主，温补之品，药少量轻，意在以辛热之桂附化其阴精以益肾气。正如柯琴所谓"此肾气丸纳桂、附于滋阴剂中十倍之一，意不在补火，而在微微生火，即生肾气也。故不曰温肾，而名肾气"。"方名肾气，所重者在一气字。故桂、附极轻，不过借其和熙，吹嘘肾中真阳，使溺道得以畅遂。"（《小儿药证直诀笺正》）

［配伍特点］本方以“三补三泻”为主，少伍温热之品，取“少火生气”之法，合为“阴中求阳”，温补肾气之剂。

［辨证要点］本方为补肾助阳，化生肾气之代表方。以腰膝酸软，腰以下冷，小便失常，舌淡而胖，脉沉无力为辨证要点。

2. 右归丸

［组成］熟地黄 24g，山药 12g，山茱萸 9g，枸杞子 12g，菟丝子 12g，鹿角胶 12g，杜仲 12g，肉桂 6g，当归 9g，制附子 6g。

［用法］蜜丸，每服 9g；亦可作汤剂，水煎服。

［功用］温补肾阳，填精益髓。

［主治］肾阳不足，命门火衰证。年老或久病气衰神疲，畏寒肢冷，腰膝软弱，阳痿遗精，或阳衰无子，或饮食减少，大便不实，或小便自遗，舌淡苔白，脉沉而迟。

［证治机制］本方原“治元阳不足，或先天禀衰，或劳伤过度，以致命门火衰，不能生土，而为脾胃虚寒……总之，真阳不足者，必神疲气怯，或心跳不宁，或四肢不收，或阳衰无子等证。俱宜益火之源，以培右肾之元阳，而神志自强矣”。病由命门火衰，阳气不振，故见气衰神疲、畏寒肢冷、腰膝软弱；火不生土，脾阳不运，故饮食减少、大便不实；肾主封藏，阳虚而精关不固，则为遗精滑泄、阳衰无子、小便自遗。治宜温补命门，填精益髓。

［方解］方中附子、肉桂温壮元阳，鹿角胶温肾阳、益精血，共为君药。熟地黄、山茱萸、枸杞子、山药滋阴益肾，填精补髓，并养肝补脾，亦取“阴中求阳”之义，共为臣药。佐以菟丝子、杜仲补肝肾，强腰膝；当归养血补肝，与补肾之品相合，共补精血。诸药合用，温壮肾阳，滋补精血。

［配伍特点］本方补阳药与补阴药相配，则“阳得阴助，生化无穷”，妙在“阴中求阳”；且集诸补药于一方，所谓纯“补”无“泻”之剂，

"益火之源，以培右肾之元阳"(《景岳全书》)，使元阳得以归原，故名右归。

［辨证要点］本方为治疗命门火衰证之常用方。以腰膝酸软，畏寒肢冷，神疲乏力为辨证要点。

3. 左归丸

［组成］熟地黄 24g，山药 12g，枸杞子 12g，山茱萸 12g，川牛膝 9g，鹿角胶 12g，龟板胶 12g，菟丝子 12g。

［用法］蜜丸，每服 9g，日 2~3 次；亦可作汤剂，水煎服。

［功用］滋阴补肾，填精益髓。

［主治］真阴不足证。头晕目眩，腰酸腿软，遗精滑泄，自汗盗汗，口燥舌干，舌红少苔，脉细。

［证治机制］真阴不足，肾精亏虚，不能主骨而腰酸腿软；不能生髓，则髓海空虚而头目眩晕；肾精亏虚，且失于封藏，故遗精滑泄、自汗盗汗。口燥舌干、舌光少苔、脉细等，皆为阴精不足之象。治宜补肾滋阴，填精益髓。

［方解］方中重用熟地黄滋肾阴，益精髓，以补真阴之不足，为君药。用山茱萸补养肝肾，固秘精气；山药补脾益阴，滋肾固精；龟板胶滋阴补髓；鹿角胶补益精血，温壮肾阳，配入补阴方中，而有"阳中求阴"之义，皆为臣药。枸杞子补肝肾，益精血；菟丝子补肝肾，助精髓；川牛膝益肝肾，强筋骨，俱为佐药。左归丸是张介宾由六味地黄丸化裁而成。他认为"补阴不利水，利水不补阴，而补阴之法不宜渗"。遂去泽泻、茯苓、牡丹皮，加入枸杞子、龟板胶、牛膝以增滋补肝肾之力。更加入鹿角胶、菟丝子温润之品补阳益阴，阳中求阴，即张介宾所谓"善补阴者，必阳中求阴，则阴得阳升而泉源不竭"。是方虽用"三补"但去"三泻"，而为纯补真阴不足之剂，亦可令后学者领悟填补肾精与纯补真阴两法中之"补"与"泻"配伍同中有异之妙。

［配伍特点］本方俱为滋补之品，纯甘补阴，纯补无泻，兼阳中求阴之法。

［辨证要点］本方为治疗真阴不足证之常用方。以头晕目眩，腰酸腿软，舌光少苔，脉细为辨证要点。

4. 六味地黄丸

［组成］熟地黄 24g，山萸肉 12g，山药 12g，泽泻 9g，牡丹皮 9g，茯苓 9g。

［用法］蜜丸，每服 9g，日 2~3 次；亦可作汤剂，水煎服。

［功用］填精滋阴补肾。

［主治］肾阴精不足证。腰膝酸软，头晕目眩，视物昏花，耳鸣耳聋，盗汗，遗精，消渴，骨蒸潮热，手足心热，舌燥咽痛，牙齿动摇，足跟作痛，以及小儿囟门不合，舌红少苔，脉沉细数。

［证治机制］本方原为小儿禀赋不足之“肾怯失音，囟门不合，神不足”而设，后世用于肾阴精不足之证。肾为先天之本，主骨生髓，肾阴精不足，骨髓不充，故腰膝酸软无力、牙齿动摇、小儿囟门不合；脑为髓之海，肾精不足则髓海空虚，而病头晕目眩、耳鸣耳聋；肾藏精，为封藏之本，阴精亏虚，封藏不固，加之阴不制阳，相火妄动而病遗精盗汗、潮热消渴、手足心热、口燥咽干等。治宜滋补肾之阴精为主，兼以清降虚火，即王冰所谓“壮水之主，以制阳光”。

［方解］方中重用熟地黄为君药，填精益髓，滋补阴精。臣以山萸肉补养肝肾，并能涩精；山药双补脾肾，既补肾固精，又补脾以助后天生化之源。君臣相伍，补肝脾肾，即所谓“三阴并补”。然熟地黄用量独重，而以滋补肾之阴精为主。凡补肾精之法，必当泻其“浊”，方可存其“清”，而使阴精得补。且肾为水火之宅，肾虚则水泛，阴虚而火动。故佐以泽泻利湿泄浊，并防熟地黄之滋腻；牡丹皮清泄相火，并制山萸肉之温涩；茯苓健脾渗湿，配山药补脾而助健运。此三药合用，即

所谓“三泻”，泻湿浊而降相火。全方六药合用，补泻兼施，泻浊有利于生精，降火有利于养阴，诸药滋补肾之阴精而降相火。《医方论》云：“此方非但治肝肾不足，实三阴并治之剂。有熟地之腻补肾水，即有泽泻之宣泄肾浊以济之；有萸肉之温涩肝经，即有丹皮之清泻肝火以佐之；有山药之收摄脾经，即有茯苓之淡渗脾湿以和之。药止六味，而大开大合，三阴并治，洵补方之正鹄也。”

本方为宋代钱乙据《金匮要略》所载崔氏八味丸（即肾气丸）减去桂枝、附子而成。《小儿药证直诀笺正》释云：“仲阳意中谓小儿阳气甚盛，因去桂附而创立此方，以为幼科补肾专药。”后世遵此为滋补肾精之圣剂，虽应念仲阳减味之功，仲景收载之绩，但是方之祖，乃崔氏者也。

［配伍特点］本方“三补”配伍“三泻”，以补为主；肝、脾、肾三阴并补，以滋补肾之阴精为主。

［辨证要点］本方为补肾填精之基础方，亦为“三补”“三泻”法之代表方。以腰膝酸软，头晕目眩，口燥咽干，舌红少苔，脉沉细为辨证要点。

5. 龟鹿二仙胶

［组成］鹿角 5000g，龟甲 2500g，人参 450g，枸杞子 900g。

［用法］熬胶，初服每日 4.5g，渐加至 9g，空心以酒少许送服。

［功用］滋阴填精，益气壮阳。

［主治］真元虚损，精血不足证。全身瘦削，阳痿遗精，两目昏花，腰膝酸软，久不孕育。

［证治机制］本证乃真元虚损，阴阳精血俱不足之证。其病或因先天肾精不足，真元亏损；或因后天脾胃有亏，气血生化不及；或由病后失养，以致阴阳精血俱虚，故见全身瘦削、腰膝酸软、阳痿遗精、两目昏花、久不孕育诸症。治宜培补真元，填精补髓，益气养血，阴阳

并补。

［方解］方用鹿角胶甘咸而温，通督脉而补阳，且益精补血；龟板胶甘咸而寒，通任脉而养阴，滋补阴血。二药俱为血肉有情之品，合而用之，能峻补阴阳，填精补髓，滋养阴血，共为君药。配人参大补元气，健补脾胃，以助后天气血生化之源；枸杞子益肝肾，补精血，以助龟、鹿二胶之力，共为臣药。四药相合，壮元阳，填真阴，益精髓，补气血，故又能益寿延年，生精种子。“由是精生而气旺，气旺而神昌，庶几龟鹿之年矣，故曰二仙。”（《古今名医方论》）

［配伍特点］本方主以血肉有情之品，阴阳气血并补，但以调补阴阳为主。

［辨证要点］本方为阴阳并补之常用方。以腰膝酸软，两目昏花，阳痿遗精为辨证要点。

6. 八珍汤

［组成］人参 10g，白术 10g，茯苓 10g，当归 10g，川芎 10g，白芍 10g，熟地黄 10g，甘草 5g。

［用法］加生姜 3 片，大枣 3 枚，水煎服。

［功用］益气补血。

［主治］气血两虚证。面色萎白或无华，头晕目眩，四肢倦怠，气短懒言，心悸怔忡，饮食减少，舌淡苔薄白，脉细弱或虚大无力。

［证治机制］本证多由素体虚弱，或劳役过度，或病后产后失调，或久病失治，或失血过多所致。气能生血，血能载气，气虚日久常致阴血化生不足，血虚或失血过多致气无所依附。气血两亏，不能上荣于头面，故面色萎白或无华、头目眩晕；肺脾气虚则气短懒言、倦怠乏力、食欲减少；血不养心，则心悸怔忡；舌质淡、脉细弱或虚大无力，皆为气血虚弱之象，治宜双补气血。

［方解］本方为四君子汤与四物汤合方而成。方中人参与熟地黄为

君药，人参甘温，大补五脏元气，补气生血；熟地补血滋阴。臣以白术补气健脾；当归补血和血。佐用茯苓健脾养心；芍药养血敛阴；川芎活血行气，以使补而不滞。炙甘草益气和中，煎加姜枣，调和脾胃，以助气血生化，共为佐使。诸药相合，共奏益气补血之效。

［配伍特点］本方以益气之四君子汤与补血之四物汤合方，气血同补。

［辨证要点］本方为治疗气血两虚之基础方。以气短乏力，头晕心悸，舌淡，脉细弱为辨证要点。

［临证加减］临证时，当视气血虚损程度，相应调配君药与用量。若气虚偏重者，加大人参、白术用量以之为君药，或酌加黄芪以增补气之力；若血虚偏重者，加大熟地黄用量以之为君，或加阿胶以增补血之力。

二、煎服法

（一）煎法

《医学源流论》云："煎药之法，最宜深讲，药之效不效，全在乎此。"

1. 器具

一般用瓦罐、砂锅，搪瓷器具或铝制品亦可，古有"银为上，磁者次之"之说。忌用铁器、铜器。煎具的容量宜大些，且应加盖。

2. 用水

用洁净的冷水，如自来水、井水、蒸馏水均可。用水量可视药量、药物质地及煎药时间而定，一般以高于饮片平面 3~5cm 为宜。目前，每剂药一般煎煮2次（亦有煎煮3次者），第一煎水量可适当多些，第二、第三煎则可略少。每煎所得药量为150ml左右即可，亦可将3次所煎取药液混合分服。

3. 火候

前人有“武火”“文火”之分，急火煎之谓“武火”，慢火煎之谓“文火”。一般先用武火，沸腾后改用文火。同时，应根据药物性味及所需煎煮时间的要求，酌定火候。如不慎将药煎煮焦枯，则应弃之。

4. 方法

先将药物浸泡20~30分钟后，再行煎煮。对某些特殊煎法的药物，应在处方中加以注明。

（1）先煎：介壳和矿物类药物因质地坚实、药力难以煎出，故应打碎先煎，煮沸后再煎20分钟左右，然后加入其他药同煎。此外，某些质地较轻而又用量较多，以及泥沙多的药物（如灶心土、糯稻根等），亦可先煎取汁，然后以其药汁代水煎药。

（2）后下：气味芳香药物以其挥发油取效者，煎煮5分钟左右即可；大黄取攻下之功时，一般煎10~15分钟即可。后下药物，亦应浸泡后再煎。

（3）包煎：某些煎后药液混浊或对咽喉有刺激作用，以及易于粘锅的药物，如赤石脂、旋覆花、车前子等，多用纱布单包，再与其他药同浸同煎。

（4）单煎：某些贵重药物，如羚羊角、西洋参等，可切片单煎取汁，再与其他药液和服，亦可单独服用。

（5）溶化（烊化）：胶质、黏性大而且容易溶解的药物，如阿胶、蜂蜜等，应单独溶化，趁热与煎好的药液混合均匀，顿服或分服。

（6）冲服：某些不宜加热煎煮的芳香或贵重药物，可研为细末，用药液或温水冲服。如麝香、牛黄等。

（二）服法

1. 服药时间

《神农本草经》记载："病在胸膈以上者，先食后服药；病在心腹以下者，先服药而后食；病在四肢血脉者，宜空腹而在旦；病在骨髓者，宜饱食而在夜。"一般而言，病在上焦，或对胃肠有刺激的药，宜食后服；病在下焦，宜食前服；补益药与泻下药，宜空腹服；安神药宜临卧服。急性重病则不拘时服，慢性病应按时服。

2. 服用方法

服用汤剂，一般一日 1 剂，分 2~3 次温服。根据病情需要，或一日只服 1 次，或一日数服，或可煎汤代茶服，甚至一日连服 2 剂。李杲云："病在上者，不厌频而少；病在下者，不厌顿而多。少服则滋荣于上，多服则峻补于下。"此外，尚有热服、冷服等方法。如治疗热证可寒药凉服，治疗寒证可热药温服，以助药力。而某些寒药温服或热药凉服者，意在防邪药格拒。《素问 · 五常政大论》曾有"治热以寒，温而行之；治寒以热，凉而行之"，以及"治温以清，冷而行之；治清以温，热而行之"的记载，后者即是常法，前者则是反佐服法。对于服药呕吐者，宜加入少量姜汁，或先服姜汁，然后服药，亦可采取凉服、少量频服等方法。对于昏迷或口噤或吞咽困难者，可用鼻饲法给药。使用峻烈药或毒性药时，宜从少量开始，逐渐加量，取效即止，慎勿过量。《神农本草经》云："若用毒药疗病，先起如黍粟，病去即止，不去倍之，不去十之，取去为度。"

三、注意事项

1. 服药后应注意调养和护理，以助药力。

一般服解表药，应取微汗，不可大汗，然亦不可汗出不彻。若服泻下剂后，应注意饮食，不宜进生冷及不易消化的食物，以免影响脾胃之健运。

2. 服药后应注意饮食禁忌。

（1）疾病对饮食的宜忌：如水肿病宜少食盐、消渴病宜忌糖、下利慎油腻、寒证禁生冷等。

（2）药物对饮食的宜忌：如服含地黄的方药忌食萝卜，方药中有土茯苓者忌茶叶，服荆芥时忌河豚与无鳞鱼等。

四、不良反应处理

1. 主要不良反应

（1）消化系统：恶心呕吐、食欲不振、腹痛、腹泻、反酸、胃胀等。

（2）神经系统：头痛头晕、耳鸣、失眠、视物模糊、烦躁等。

（3）血液系统：血小板、红细胞、白细胞及中性粒细胞减少等。

（4）呼吸系统：呼吸困难、气喘、气促、胸闷等。

（5）过敏反应：皮肤瘙痒、红肿、大范围斑丘疹、头晕发热、血压降低等。

2. 处理方法

（1）制定严格的中药使用制度，加强对医务人员的培养，提高专业素养。

（2）中药药剂工作人员需特别注意中药饮片质量，定期检查药物有无发霉变质、变色、走油等问题，做好药物质量的核查。

（3）临床医师在使用中药时需做到辨证论治、合理用药，结合患者病情、身体状况制定个性化的用药方案，选择恰当的给药剂量，详细了解药物配伍情况，避免药物使用不当情况发生。若出现不良反应，应立即停止服用中药，积极对症治疗。

第三节　现代临床报道

一、口服金匮肾气丸治疗骨质疏松症

[中药处方] 金匮肾气丸

[疗程] 每日3次，6个月为1个疗程。

[临床点评] 金匮肾气丸中的附子大辛大热，温阳补火；桂枝辛甘而温，温通阳气。二药相合，补肾阳之虚。熟地能滋肾填精，山茱萸养阴涩精，山药补脾固精。以上三药配合能滋肾阴、养肝血、益脾阴而涩精止遗，泽泻能清泄肾火，并能防止熟地之滋腻作用，牡丹皮能清泻肝火，并能制约山茱萸的温燥之性，茯苓淡渗脾湿，能助山药健脾之功效。诸药合用，达先天、后天同补，使肾阳旺盛，血脉畅通，筋脉、骨骼得养，痰湿瘀滞尽化，络通痹除之功，从而对骨质疏松症起到良好的治疗效果。

二、口服右归丸治疗骨质疏松症

[中药处方] 右归丸

[疗程] 每日 3 次，12 周为 1 个疗程。

[临床点评] 右归丸首见于《景岳全书》。君药有附子、肉桂、鹿角胶，具有相辅相成，培补肾中元阳的作用。其中，鹿角胶具有天然雌激素类作用，可加强骨胶原作用，提高骨弹性及韧性；臣药有熟地黄、枸杞子等，可滋阴补肾及养肝补脾，与君药配伍为阴中求阳的治法。熟地黄可促进雌激素的生成；枸杞子可抑制骨吸收，提高骨密度。佐药有菟丝子、杜仲、当归，菟丝子具有补肾强骨的功效，促进成骨细胞的生成；杜仲可提高性激素水平；当归可促进 MG–63 骨细胞的增殖、分化。

三、口服左归丸治疗骨质疏松症

[中药处方] 左归丸。

[疗程] 连续服用 6 个月。

[临床点评] 左归丸是补肾填精经典方，可补肾填精，强健骨骼。左归丸可以使患者的雌二醇升高而降低骨转换，抑制骨吸收，纠正骨代谢失衡，对绝经后骨质疏松症有一定的治疗作用。

四、口服龟鹿二仙胶治疗骨质疏松症

[中药处方] 龟鹿二仙胶。

[疗程] 每日 2 次，连续服用 12 月。

[临床点评] 龟鹿二仙胶出自《医方考》，其功用为滋阴填精，益气壮阳。此方滋阴壮阳之特性，恰适用于原发性骨质疏松症的肾阴阳两虚

证。龟鹿二仙胶中的鹿角胶、龟板胶、人参、枸杞子等有效成分可在早期提高骨小梁宽度，增大骨小梁面积，有效促进骨形成，降低骨吸收而使骨质疏松症实验动物骨密度增高。

第六章 骨质疏松症的中成药干预

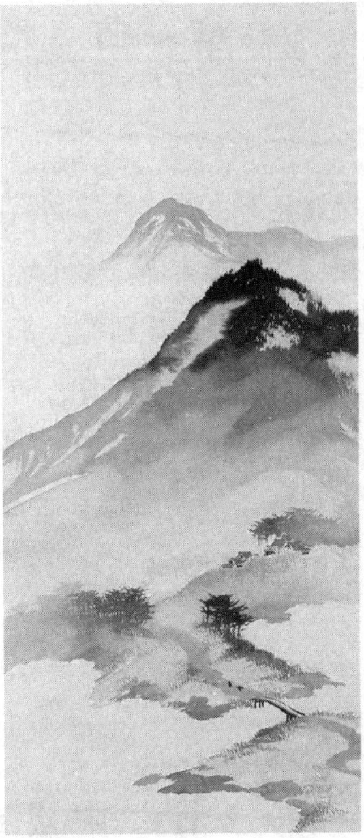

第一节 概述

中成药具有疗效显著，稳定性较高，携带和使用方便的特点。中成药防治骨质疏松症，从多个方面、多个环节入手，对人体具有整体调节作用。无论是动物实验还是临床研究，都有证据表明中成药在治疗骨质疏松症的过程中，不但可以使骨修复，而且能够提高骨含量和骨的生物力学性能，缓解和消除症状，并且能够调节内分泌水平及免疫等多个系统的功能状态。在选择中成药治疗骨质疏松症时，要以辨证论治为主，针对不同的证型选用不同的药物治疗。

第二节 中成药举隅

骨质疏松属于“骨痿”“骨枯”“骨痹”的范畴，基于中医学“肾主骨、肝主筋、脾主肌肉”“久病多虚、久病多瘀”理论，分型上多以肾阳虚型、肝肾阴虚型、脾肾阳虚型、气滞血瘀型、脾弱气虚型等较为常见，治疗多采用补肾、滋阴、健脾、益气、活血的方法。

一、肾阳虚型

肾阳虚患者临床多表现为腰背冷痛，酸软乏力，甚则驼背弯腰，活动受限，畏寒喜暖、遇冷加重、尤以下肢为甚，小便频多，舌淡，苔白，脉沉细或沉弦。

1. 右归丸

［主要成分］熟地黄、山药、山萸肉、枸杞子、菟丝子、杜仲、肉桂、附子、鹿角胶、当归。

［功能］温肾阳，填精养血。

［注意事项］阴虚火旺、心肾不交、湿热下注、食滞伤胃及肝气乘脾者慎用。

2. 健步丸

［主要成分］盐黄柏、炒知母、熟地黄、当归、酒白芍、牛膝、豹骨、制龟甲、盐陈皮、干姜、锁阳、羊肉。

［功能］补肝肾，强筋骨。

［注意事项］感冒发热期间不宜服用。

二、肝肾阴虚型

肝肾阴虚型骨质疏松症临床多表现为腰背、腰膝酸软，疲劳少力，头晕目眩，耳鸣健忘，失眠多梦，咽干口燥，胁痛，五心烦热，颧红盗汗，舌红少苔，脉细数。

1. 左归丸

［主要成分］熟地、山药、枸杞子、山萸肉、川牛膝、菟丝子、鹿角胶、龟甲胶。

［功能］填精补髓。

［注意事项］肾阳亏虚者慎用。

2. 六味地黄丸

[主要成分] 熟地黄、山萸肉、山药、牡丹皮、茯苓、泽泻。

[功能] 滋阴补肾。

[注意事项] 体实及阳虚者慎用；脾虚、气滞者慎用；感冒者慎用。

3. 知柏地黄丸

[主要成分] 熟地黄、山萸肉、山药、牡丹皮、茯苓、泽泻、知母、黄柏。

[功能] 滋阴降火。

[注意事项] 气虚发热及实热者慎用；脾虚便溏、气滞中满者慎用。

三、脾肾阳虚型

脾肾阳虚型临床多表现为腰脊疼痛，神疲乏力，畏冷肢冷；食少便溏，头晕目眩，面色㿠白，舌质淡，脉细弱无力。

金匮肾气丸

[主要成分] 熟地黄、山药、山萸肉、泽泻、茯苓、牡丹皮、桂枝、制附子。

[功能] 温补肾阳，化气行水。

[注意事项] 阴虚内热者慎用，湿热壅盛、风水泛滥者忌用。

四、气滞血瘀型

气滞血瘀型临床多表现为腰背四肢骨痛；腰膝酸软、身长缩短、闭经、驼背、骨折、发脱齿摇、耳鸣、耳聋；舌黯，有瘀点或瘀斑，舌下静脉迂曲；脉弦、尺脉弱。

七厘散

［主要成分］血竭、制乳香、制没药、红花、儿茶、冰片、人工麝香、朱砂等。

［功能］活血化瘀，行气止痛。

［注意事项］本品外用，肝肾功能不全者应慎用。

五、脾弱气虚型

脾弱气虚型临床多表现为饮食少、腹胀、大便溏薄、少气懒言、面色萎黄、形体消瘦，舌淡，舌体胖大或有齿痕，苔薄白，脉细弱。

1. 参苓白术丸

［主要成分］人参、茯苓、麸炒白术、山药、炒白扁豆、莲子、炒薏苡仁、砂仁、桔梗、甘草。

［功能］健脾益气。

［注意事项］湿热内蕴、厌食、水肿及痰火咳嗽慎用。

2. 健脾丸

［主要成分］人参、白术、陈皮、麦芽、山楂、枳实。

［功能］健脾消食。

［注意事项］有严重慢性病者慎用。

第三节　现代临床报道

一、口服仙灵骨葆胶囊治疗骨质疏松症

[中成药] 仙灵骨葆胶囊。

[疗程] 每日 2 次，每次 3 粒，3 个月为 1 个疗程。

[临床点评] 仙灵骨葆胶囊是一种具有标本兼治，通过对机体的全身性调节而达到纠正机体激素失衡作用，既抑制骨吸收，又促进骨形成，减轻骨痛症状，以治疗骨质疏松症的中药内服制剂。

二、口服强骨胶囊治疗骨质疏松症

[中成药] 强骨胶囊。

[疗程] 每日 3 次，每次 1 粒，3 个月为 1 个疗程。

[临床点评] 强骨胶囊由骨碎补总黄酮组成，具有补肾、壮骨、强筋、活血的功能。强骨胶囊能显著减轻患者因骨质疏松症引起的腰背疼痛，能提高患者血骨钙素、降钙素、雌二醇在血中的水平，能降低甲状旁腺的激素水平。促进肠道对钙的吸收和钙在骨内的沉积。还可以调节骨代谢过程中的细胞因子，减少破骨细胞生成，抑制破骨细胞活性，抑制吸收。

三、口服六味地黄丸治疗骨质疏松症

[中成药]六味地黄丸。

[疗程]每次2粒，每日3次，连续服用6个月。

[临床点评]六味地黄丸能改善骨生物力学特征，增加骨中钙磷沉积，提高骨骼负载能力及抗外力冲击能力，预防骨折发生，同时能调节性腺轴、改善神经内分泌功能，具有延缓和治疗骨质疏松症的作用。

四、口服龙牡壮骨颗粒治疗骨质疏松症

[中成药]龙牡壮骨颗粒。

[疗程]每次1袋，每日3次，3个月为1个疗程，服药2个疗程。

[临床点评]龙牡壮骨颗粒毒副作用小，能够有效缓解骨质疏松症患者的疼痛症状，显著提高患者的骨密度，提高患者的生活质量，有效治疗原发性骨质疏松症。

五、口服骨疏康胶囊治疗骨质疏松症

[中成药]骨疏康胶囊。

[疗程]一次4粒，一日2次，6个月为1个疗程。

[临床点评]骨疏康胶囊可提升骨密度及血清中的钙、磷水平，有利于骨细胞形成，具有骨代谢调节作用，同时，具有预防肾损害、抗衰老、增强免疫等作用。

六、口服护骨胶囊治疗骨质疏松症

［中成药］护骨胶囊。

［疗程］一次4粒，一日3次，饭后30分钟服用，3个月为1个疗程。

［临床点评］护骨胶囊可改善老年骨质疏松患者骨代谢情况，提升骨密度，降低患者骨痛程度，且不会增加药物不良反应。

七、口服芪骨胶囊治疗骨质疏松症

［中成药］芪骨胶囊。

［疗程］一次3粒，1日3次，6个月为1个疗程

［临床点评］芪骨胶囊能多成分、多靶点、多通路抗骨质疏松症，并提高患者的骨密度，改善骨代谢指标，安全性较高。

八、口服骨松宝颗粒治疗骨质疏松症

［中成药］骨松宝颗粒。

［疗程］一次1袋，一日2次，1个月为1个疗程。

［临床点评］骨松宝颗粒可降低破骨细胞内钙离子浓度，抑制破骨细胞的骨吸收，提高骨密度，调节局部血液循环，促进软骨细胞增殖，安全性好。

第七章 骨质疏松症的针灸干预

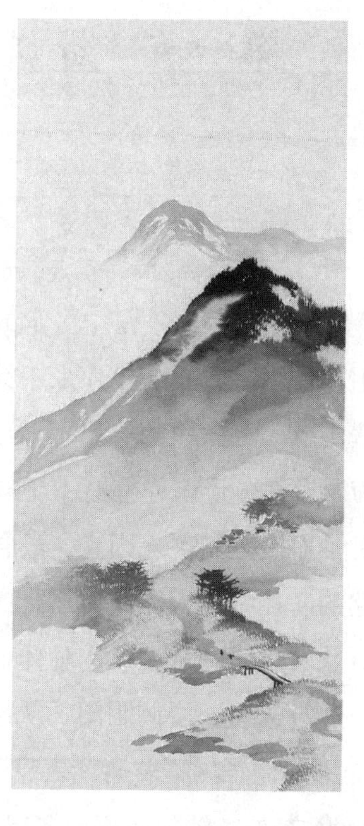

第一节　针刺疗法

一、概述

针刺疗法一般指毫针刺法，是中医学的瑰宝，具有疏通经络、行气止痛、调和阴阳的作用。骨质疏松症采用针刺治疗具有不良反应小、远期疗效较佳、费用低、见效快的优势。

中医学认为原发性骨质疏松症有本虚标实之病机，肾虚是根本，脾虚是其重要病机，血瘀是其促进因素，故骨质疏松症是脏腑、经络、气血功能下降引起的。经络是人体气血运行的通道，经络系统将人体的组织器官、四肢百骸联络成一个有机的整体，并通过经气的活动，调节全身各部的功能，运行气血，协调阴阳，从而使整个机体保持协调和相对平衡。《素问·病能论》言："夫痈气之息者，宜以针开除去之。"言明了针刺的行气祛瘀之效。《医学源流论》曰："治病者，必先分经络、脏腑之所在。"针刺通过刺激相应皮部、络脉、经脉等经络系统，通过调动机体自身的经气，调节机体经络系统的整体功能。针刺疗法根据"肾主骨生髓，为先天之本；脾主运化生肌，为后天之本"的理论为指导，通过刺激相关的穴位，从而达到防治骨质疏松症的目的。

二、处方

骨质疏松症属中医学"骨痹""骨枯""骨痿"等范畴，病位在骨，其本在肾，属虚证，基本病机为肾亏、脾虚、络瘀、骨痹，中医辨证分型主要以肝肾亏虚，脾肾阳虚，气滞血瘀为主。

［治则］补肾强骨，健脾益气，活血通络，温阳通痹。

［取穴］以足太阳经、足阳明经、足少阴经、督脉及任脉为主。主穴：大杼、肾俞、脾俞、足三里、三阴交、阳陵泉、悬钟、阿是穴。

［配穴］肝肾亏虚加肝俞、期门、京门、太冲、太溪；脾肾阳虚加命门、中脘、水分、太溪、阴陵泉；气滞血瘀加膻中、膈俞、气海、关元、天枢、血海。

［方解］大杼属督脉穴位，且为八脉交会穴的骨会，可强筋壮骨。肾俞属背俞穴，肾主骨生髓，骨骼的生长、发育、修复均有赖肾中精气充养，肾俞其位近肾，有补养肾气、通利腰脊之功。脾俞是脾的背俞穴，脾主运化，为人体内精、气、血、津液的化生，以及五脏六腑、奇恒之腑骨的正常功能活动提供保障。足三里为足阳明经要穴，与配伍属上下配穴，与脾俞配伍属本经配穴，两者配伍健脾益肾，补血壮骨，起到先后天相互滋生的作用。三阴交是足三阴经交会穴，多用于下肢痿痹，配伍足三里为局部取穴，又属表里经配穴，健脾和胃，充养气血，既可疏通局部经脉，又可从整体调节全身气血。《灵枢·经脉》提出了“少阳主骨”的理论，即骨病可从少阳论治，阳陵泉属少阳胆经，为八脉交会穴的筋会，针之可通利关节。悬钟为八会穴的髓会，有益髓健脑、填骨充髓作用。阿是穴“以痛为腧”，取之疏经通络止痛。

三、操作

［体位］一般取俯卧位、侧卧位，充分暴露针刺部位，患者感舒适、放松，便于留针。

［定穴］根据骨度分寸法、体表标志法、同身寸等方法，揣摩按压后定穴。

［准备］

（1）医者手消毒，患者穴位消毒。

（2）根据患者年龄、体质、胖瘦、体位选择合适的一次性无菌毫针。

［操作步骤］背俞穴、大杼穴针尖向脊柱斜刺进针，深度 0.5~0.8 寸；足三里、三阴交直刺进针，深度 1~1.5 寸；阳陵泉直刺进针，深度 1~2 寸；悬钟穴直刺进针，深度 0.5~0.8 寸，患者局部出现酸麻胀重感，医者手下沉紧、滞涩为得气，为正常针感。

［疗程］每周治疗 3 次，4 周为 1 个疗程，共治疗 3 个疗程后评估病情。

［注意事项］

（1）饥饿、饱食、疲劳、精神高度紧张者，不宜立即针刺；体质虚弱者，刺激不宜过强。

（2）避开血管针刺，防止出血；有凝血机制障碍的患者不宜针刺。

（3）皮肤有感染、溃疡、瘢痕或肿瘤的部位不宜针刺。

（4）防止刺伤重要脏器。

四、现代研究

针刺通过内分泌系统促进骨形成、抑制骨吸收的途径，使机体处于骨形成大于骨吸收的正平衡状态。同时，针刺也通过体内多种信号转导通路的激活和抑制调整相关细胞因子的表达，从而预防和治疗骨质疏松症。临床报道中，单纯采用针刺技术较少，大部分为针药结合或者针刺加艾灸，针刺配合康复训练，针刺配合推拿等。中医针刺疗法能够从整体调节机体的平衡，提高骨质疏松症患者的骨密度，减轻骨质疏松症患者腰背疼痛等症状，提高其生存质量，具有较好的临床疗效和安全性。

第二节 电针疗法

一、概述

电针是指在毫针针刺得气后应用电针仪输出接近人体生物电的微量电流，通过毫针作用于人体一定部位，以防治疾病的一种疗法。电针法将毫针与电刺激有机结合，既能减少行针工作量，又能提高毫针治疗效果，扩大毫针治疗范围，并能准确控制刺激量。近几年来，电针仪的类型多种多样，如G6805型电针治疗仪、HANS-200韩式穴位神经刺激仪、华佗牌SDZ-Ⅱ型电子针疗等。目前，临床上普遍使用的电针仪都属于脉冲发生器的类型，比如G6805型治疗仪，其作用原理是在极短时间出现电压和电流的突然变化，即电量的突然变化构成了电的脉冲，由于脉冲电对机体产生电的生理效应，因此显示出各种不同的治疗作用。电针疗法是一种物理疗法，因其良好的镇痛作用而被广泛应用于骨质疏松症的治疗当中。

二、处方

[治则] 行气活血，通络止痛。

[取穴] 足太阳膀胱经、督脉及任脉的腧穴。

主穴：肾俞、脾俞、委中、命门、关元、足三里、夹脊穴、阿是穴。

[方解] 肾俞、脾俞为膀胱经的腰部腧穴，为肾经、脾经经气输注

于背部之处，具有补肾壮骨、补脾益气、濡养筋骨的作用，同时能改善患者肾虚脾弱的本质状态，充骨生髓，改善骨松不健；且两穴均位于腰部，根据“腧穴所在，主治所在”原理，可改善骨质疏松症患者腰背酸软、行动不利的临床症状，提高患者的生活质量。委中穴为足太阳膀胱经的合穴，具有舒筋通络、散瘀活血的功效。命门穴属督脉，总督诸阳，为“阳脉之海”，助肾俞补肾阳，又因其处于腰椎正中，能够强筋骨，是补肾益精的要穴。关元穴归属于任脉，是足三阴经与任脉的交会穴，刺之可益肾元、调冲任，与背俞穴相配，助肾俞壮肾阳、益肾精，助脾俞养血生髓，治虚劳羸瘦，对改善老年骨质疏松症骨量减少、腰痛等具有重要作用。足三里为胃经下合穴,《通玄指要赋》曰：“三里却五劳之羸瘦。”刺之可健脾胃，调补后天之气，配合肾俞改善筋骨疼痛之症，配合脾俞加强补血生髓之功，改善老年骨质疏松症患者髓减骨枯之症。夹脊穴、阿是穴通络止痛效果明显。诸穴合用，标本相配，固护先后天之气，使脾肾得健，冲任得充，气血调和，阴阳重归平衡，诸症可除。

三、操作

［准备］选择合适的电针仪，以临床常用 G6805—II 型电针治疗仪为例。

（1）在使用该仪器之前，首先应该逐一检查电针仪各输出旋钮或按键并调整到“零”位，然后将电源插头插入 220V 交流电插座内。

（2）该仪器正面有 5 个并排旋钮，每只旋钮调节强度与相应输出插孔相对应，使用时，将电极线插头端插入相应的主机输出插孔，每路输出可以根据临床需要和患者耐受度任意调节。

（3）治疗时，电极线输出端两极的导线夹分别连接于毫针针柄或针体，形成电流回路，要求确保连接牢靠、导电良好。应该特别注意，一般将同一对输出电极连接在身体的同侧，在胸、背部的穴位上使用电针时，更不可将两个电极跨接在身体两侧，避免电流回路经过心脏。通常主穴接负极，配穴接正极。

［体位］一般取俯卧位、侧卧位、仰卧位，充分暴露针刺部位，患者感舒适、放松，便于留针。

［操作步骤］

（1）按毫针刺法常规消毒，进针得气。

（2）选择连续波或疏密波，并调节合适的频率、强度。从“零”位开始逐级、缓慢加大电流强度，调节至合适的刺激强度，避免突然加大电流强度而给患者造成突然的刺激。如进行较长时间的电针治疗，患者会产生适应性，即感到刺激逐渐变弱，此时可适当增加刺激强度，或采用间歇通电的方法。如有必要在电针治疗过程中对波形、频率进行调整时，应首先调节电流强度至最小，然后再变换波形和频率。

（3）每次通电时间一般为10~30分钟。电针治疗完成后，应首先缓慢将各个旋钮调至零位，关闭电针仪电源开关，然后从针柄或针体取下电极线，拔出毫针。

［注意事项］

（1）严格掌握电针的使用方法，与患者充分沟通，消除患者的恐惧感，建立信任。

（2）首次治疗宜选取四肢穴位，从弱刺激开始，以患者耐受为度，逐渐加大刺激强度。

（3）靠近延髓、脊髓部位使用电针时，电流量宜小，电流回路不要跨越中枢神经系统，禁止电流直接流过心脏。

（4）针刺点异常疼痛，应退针少许，降低电刺激强度，无效时起针另刺。

（5）安装心脏起搏器的患者禁用电针。

（6）使用毫针的注意事项，同样适用于电针。

四、现代研究

电针广泛用于骨质疏松症治疗中，实际使用中电针组合波形、强度、频率及时间的不同，取得的疗效均会产生相应的差异。电针治疗骨质疏松症的刺激时间主要以电针持续刺激时间为主，不包括电针预处理时间和效应维持时间，持续刺激时间最多 30 分钟。波形选择以疏密波为多。研究表明疏密波更接近人体生物电，疏密波能引起肌肉有节律的收缩，从而促进组织代谢，改善组织营养。再者，疏密波为变量刺激，不易为机体所适应，从而能更有效地维持刺激量，提高疗效，常用于多种慢性疼痛、慢性损伤性疾病。骨质疏松症病程较长，以骨痛、腰背部疼痛为主要临床表现，负荷增加时疼痛加重或活动受限，严重时翻身、起坐及行走困难，故止痛在治疗中显得尤为重要。电针镇痛效应的主要原理是通过作用于机体的针刺穴位，直接刺激传导痛觉的神经，使痛觉纤维发生传导阻滞，同时抑制脊髓背角细胞对伤害性刺激的反应，在中枢神经各级水平（如大脑皮质、丘脑、脑干、网状结构等）得到迅速而广泛的反应，致使身体各部位的痛阈升高，以产生镇痛效果。同时，电针可促使机体进行自我调整。电针作用于腧穴时，对人体呈双向性生理调节性反应。所谓双向功能调整作用，是指机体某些系统、器官或组织的功能处于亢进或低下状态时，针灸能通过调整其兴奋或抑制水平，使之恢复到相对平衡的状态。电针对机体的调整作用几乎涉及每一个器官系统。电针可增强机体防卫功能，从而达到扶正祛邪的目的。

目前，有研究表明电针关元穴后的大鼠股骨骨小梁数量增加，结构、排列、密度和面积有所改善，电针关元穴能够显著改善骨质疏松症的病理变化，有促进成骨和减少骨吸收的作用。电针联合其他传统中医方法治疗骨质疏松症，在临床上也取得较好的效果。如电针联合热敏灸、电针与中药结合、电针联合中药穴位贴敷、电针联合穴位注射、电针联合蜡疗等。

电针治疗骨质疏松症是一个值得深入研究的领域，有待进一步探讨其作用机制，制定安全、有效、规范的治疗方案。

第三节 穴位埋线疗法

一、概述

中医穴位埋线疗法是中医埋藏疗法的发展，自古有之。它的理论基础是中医经络学说，操作方法类似针灸。因此，穴位埋线疗法也是针灸疗法的延伸。

穴位埋线疗法是将生物蛋白线或羊肠线埋植入到穴位内，通过这种异种蛋白对穴位产生持久而柔和的生理物理和生物化学刺激来达到治病目的。由于生物蛋白线和羊肠线在穴位内要经过软化、液化、吸收的过程，会对穴位产生一种缓慢、柔和、持久的刺激，即良性的“长效针感效应”。延长对经络穴位的刺激时间，起到穴位刺激的续效，长期发挥疏通经络作用，达到“深纳而久留之，以治顽疾”的效果。

穴位埋线疗法是一种具有综合效应的穴位刺激疗法。具有协调脏腑、平衡阴阳，疏通经络、调和气血和补虚泻实、扶正祛邪等作用。

（一）协调脏腑，平衡阴阳

穴位埋线疗法具有良性的双向调节功能，对各个脏腑阴阳都有调整、修复和平衡的作用。它不但可以控制临床症状，而且能促使病理变化恢复正常。一是穴位埋线疗法本身是一种复合型治疗方法，刺激方式和效应呈多样化，对脏腑功能的调节呈多向性；二是埋线初期刺激强而短暂，后期刺激柔和而持久，对疾病有平衡协调的作用。埋线的整个过程刚柔相济，形成一种复杂的刺激信息，通过经络的输入，作用于机体，使功能亢进者受到抑制，衰弱者产生兴奋，起到调整人体脏腑功能，纠正阴阳的偏盛或偏衰的作用，使人体恢复到相对平衡，即“阴平阳秘”的状态。

（二）疏通经络，调和气血

穴位埋线疗法亦具有疏通经络、调和气血的作用，这主要依靠其所具有的针刺效应。《灵枢·九针十二原》中说：“欲以微针通其经脉，调其血气，营其逆顺出入之会。”同时，穴位封闭效应与刺血效应也起了一定作用。埋线用的针具较之针灸用的毫针，其针体粗大，刺激性强，对许多由于经脉不通的疾病有良好效果。穴位埋线疗法确有“制其神，令气易行”和“通其经脉，调其血气”的作用，它能转移或抑制与疼痛有关的“神”的活动，使“经气”通畅而达到镇静止痛的效果。故本法可通过疏通经络中壅滞的气血，使气血调和，经络通利。

（三）补虚泻实，扶正祛邪

《灵枢·九针十二原》说：“凡用针者，虚则实之，满则泄之，菀陈则除之，邪胜则虚之。”《灵枢·经脉》也说：“盛则泻之，虚则补之。”说明病情盛者宜“泄之”“除之”“虚之”“泻之”；虚弱者宜“实之”“补之”。穴位埋线疗法也具有补虚泻实的作用，这个作用与其短期速效和长期续效的特点是分不开的。穴位埋线疗法前期的穴位封闭效应、针刺效应和刺血效应均具有较强的刺激性，往往对实邪造成的病理产物具有强烈的抑制、排除、取代作用，这实际上就起了对病邪的“泻”的作用。埋线后期的组织损伤后作用效应、留针及埋针效应、组织疗法效应的刺激则较和缓，一般具有兴奋的作用，对身体功能减退、免疫力降低者有一定效果。说明其具有补虚扶正的作用。

综上所述，穴位埋线疗法对机体具有三大作用，这些作用相互关联，通过穴位埋线对机体的诸多效应和作用实现临床疗效。其作用方式是双向的功能调整，调整的结果是提高了机体抗病能力，消除了病理因素，从而使人体功能恢复正常。

二、处方

中医对于骨质疏松症有一套独特的理论体系，不同流派医学家对于骨质疏松症的病因病机的看法虽然不尽相同，但都普遍认为这是一种复杂的病变，涉及人体多个脏腑，其中肾精亏损是根本病因，肝郁失疏、肝阴不足是关键因素，脾失健运是重要病因，血瘀阻滞是主要促进因素，根据骨质疏松症“多虚多瘀”的病机特征，提出了骨质疏松症的中医治则，即“补肾壮骨，健脾益气，活血通络”。中医辨证分为肝肾亏虚、脾肾阳虚、气滞血瘀等证型。

［治则］补肾壮骨，健脾益气，活血通络。

［取穴］

（1）主穴：肾俞、脾俞、关元、足三里、大杼、绝骨、阳陵泉。

（2）配穴：肝肾亏虚治宜补肝肾，强筋骨，加肝俞、期门、京门、太冲、太溪等；脾肾阳虚治宜补肾健脾益气，加命门、中脘、水分、太溪、阴陵泉等；气滞血瘀治宜活血通络，加膻中、膈俞、气海、天枢、血海等。

［方解］肾俞、脾俞是足太阳膀胱经在背腰部的腧穴，为脾经、肾经经脉之气输注于背部之处。膀胱经脉循行：“……其直者，从巅入络脑，还出别下项，循肩髆内。挟脊，抵腰中，入循膂，络肾……”故其与脑和脊髓有密切联系。“肾主骨生髓”，关元为任脉与足三阴经的交会穴，为一身元气出入的场所，具有强壮作用，《难经集注》认为，关元

乃“人之根源也，精神之所载，五气之根本”，针之可培肾固本，补元回阳，强壮体质，固护人体先天之本。《灵枢·根结》：“故痿疾者，取之阳明。”足三里为胃经合穴，胃腑之下合穴，针之可健脾扶阳，培土化元，补中益气，温中散寒，补肾养肝，固护后天之本。关元与足三里配合，兼顾先天和后天，补益正气，则可达到固护正气，防治结合的目的。骨质疏松症基本病机乃“肾枯而髓减”。“肾主骨”（《素问·宣明五气》），“骨者，髓之府”（《素闻·脉要精微论》），“诸筋者，皆属于节”（《素问·五脏生成论》），根据具体辨证分型选取八会穴之骨会（大杼）壮骨、髓会（绝骨）填髓、筋会（阳陵泉）强筋，诸穴合用，精生髓足，骨强筋壮。

三、操作

［准备］

（1）埋线器材：皮肤消毒用品（碘伏消毒液或者安尔碘）、75% 乙醇、0.5%~1% 普鲁卡因或 2% 利多卡因、医用手套、无菌棉球或者无菌棉签、纱布、胶布、绷带。准备洞巾、指针器、手术剪、血管钳、镊子、手术刀柄、腰盘、钝性探针、三棱针等。

（2）埋线针具

①特制埋线针：是一种特制的专用于埋线的坚韧的金属钩针，长 12~15cm，针尖呈三棱形，三棱形底部有一缺口，用于挂羊肠线。

②腰椎穿刺针：根据病情需要和操作部位，选择 9 号、12 号、16 号或者 18 号腰椎穿刺针，用前将针芯尖端磨平，将针管磨短，使针芯稍长于针管尖端 1mm，避免针芯与套管将线端夹住，导致针芯及羊肠线不能进退，以保证将羊肠线顺利推出针管。

③不同型号的普通注射针头，适当型号的平头毫针。

④三角缝合针或者一次性埋线手术包。

［体位］一般取仰卧位、俯卧位，充分暴露埋线部位。

［操作步骤］

（1）套管针埋线法：套管针内有针芯的管形针具。对操作的穴位以及周边皮肤消毒后，取一段适当长度的可吸收性外科缝线，放入套管针的前端，后接针芯，用一手拇指和食指固定拟进针穴位，另一手持针刺入穴位，达到所需深度，施以适当的提插捻转手法，当出现针感后，边推针芯，边退针管，将可吸收外科缝线埋植在穴位肌层或皮下组织内。拔针后用无菌棉球（签）按压针孔止血。

（2）埋线针埋线法：埋线针是指一种针尖底部有一小缺口的专用埋线针具。在穴位旁开一定距离处选择进针点，局部皮肤消毒后施行局部麻醉。取适当长度的可吸收性外科缝线，一手持镊将线中央置于麻醉点上，另一手持埋线针，缺口向下压线，以 15°~45° 角刺入，将线推入皮内(或将线套在埋线针尖后的缺口上，两端用血管钳夹住，一手持针，另一手持钳，针尖缺口向下，以 15°~45° 角刺入皮内)。当针头的缺口进入皮内后，持续进针直至线头完全埋入穴位皮下，再适当进针，把针退出，用无菌干棉球（签）按压针孔止血。宜用无菌敷料包扎，保护创口 3~5 天。

（3）注射器注射针头埋线法：常规消毒局部皮肤（无需麻醉），采用适当型号的一次性无菌注射不锈钢针头做套管，用适当型号的不锈钢平头毫针作针芯，将“3–0”号羊肠线剪成 1cm 长的段若干，浸泡在 75% 的乙醇内备用。协助患者取舒适体位，选定穴区及操作者手部严格无菌消毒后，将羊肠线放入针头内，用一手拇指和食指紧绷或提捏局部皮肤，另一手持针，垂直或以 30º~45º 角斜刺进针快速刺入穴位，以针芯推动羊肠线，将羊肠线埋在皮下脂肪与肌肉之间为宜，一般埋入 1.5~2cm 深，稍做提插，待得气后出针，用消毒干棉球（签）按压针孔片刻，以防止出血。

（4）一次性无菌微创埋线针埋线法：常规消毒局部皮肤（无需麻

醉），拆开一次性埋线手术包备用，将一次性埋线针具的针芯向后拉2cm，钳取一段医用可吸收外科缝线放置在埋线针管的前端。左手紧绷进针部位皮肤或者提捏起进针部位皮肤，右手持针刺入到所需深度。当出现针感后边推针芯边退针管，将线体埋在肌肉层和脂肪层之间，出针后用消毒干棉球（签）按压针孔片刻，以防止出血。每2周进行1次。

（5）三角针埋线法：在距离穴位两侧1~2cm处，用碘伏做进出针点的标记。皮肤消毒后，在标记处用2%利多卡因做皮内麻醉，用持针器夹住带羊肠线的皮肤缝合针，从一侧局部麻醉点刺入，穿过穴位下方的皮肤组织或肌层，从对侧局部麻醉点穿出，捏起两针孔之间的皮肤，紧贴皮肤剪断两端线头，放松皮肤，轻轻揉按局部，使羊肠线完全埋入皮下组织内。用碘伏消毒针孔，敷盖纱布3~5天，每次可用1个穴位，一般20~30天埋线1次。

［注意事项］

（1）严格无菌操作，防止感染，操作台、操作间尽可能消毒，无菌处理。

（2）羊肠线使用前可用适当的药液、生理盐水或75%乙醇浸泡一定时间，应保证溶液的安全无毒和清洁无菌。

（3）埋线后1~5天内，少数患者埋线局部出现红、肿、热、痛等无菌性炎症反应，一般可不做处理，1周左右可自行消失，如局部有明显的红、肿、热、痛等炎症反应时，应做抗感染处理。如已化脓，应放出脓液，再进行抗感染处理。

（4）羊肠线应埋于皮下组织与肌肉之间，且线头不得外露，以防感染。在胸背部穴位埋线应注意针刺的角度和深度，不要伤及内脏、脊髓。在面部和肢体穴位埋线时应注意不要伤及大血管和神经。

（5）埋入线体后2周左右，出现局部红、肿、痒等症状属于羊肠线过敏现象，则停止再次埋线，同时进行抗过敏处理，口服抗过敏药物治疗，病情严重者到皮肤科会诊治疗。

（6）皮肤局部有感染或有溃疡时不宜埋线。肺结核活动期、严重心脏病、妊娠期、血液病易出血或者免疫力低下者等均不宜埋线治疗。不能耐受疼痛、配合欠佳者及发热者不宜进行埋线治疗。

四、现代研究

近年来，穴位埋线对骨质疏松症的作用机制多从内分泌、生殖激素、骨密度等方面入手研究。雌激素水平降低可刺激炎症因子的释放，从而增加破骨细胞的活性，导致骨质疏松症，糖、脂代谢紊乱会对骨密度产生负面影响。

穴位埋线可升高绝经后骨质疏松症大鼠的血清雌二醇水平，提高机体的代谢，增加肠道对钙的吸收利用，促进成骨细胞增殖分化，使成骨活动增强，抑制破骨细胞增殖分化，使破骨活动减弱，从而达到与雌激素替代疗法相同的疗效。另外，也有研究发现穴位埋线可通过降低花生四烯酸及前列腺素的含量以减少或抑制炎症反应，提高骨髓间充质干细胞、碱性磷酸酶蛋白及转化生长因子蛋白水平，改善骨质疏松症临床症状。

穴位埋线通过多种途径干预作用于骨质疏松症的发生发展，临床上疗效明确，无毒副作用，且因其埋线间期长，持续作用时间长，患者更易接受，对比目前临床上治疗骨质疏松症多采用的激素代替疗法更有优势。

第四节　穴位注射疗法

一、概述

穴位注射法又称水针，是选用某些中西药物注入穴位、压痛点及反应点，以产生效应治疗疾病的一种方法。操作时，先选取穴位，然后按肌内注射的要求刺入穴位至预定深度，微加提插，得气后，缓慢推入药液。不可伤及神经干或将药液误入血管等。此法源于中医学针刺疗法，是在针刺疗法和西医学封闭疗法相结合的基础上发展起来的一种新疗法，经多年的临床实践，其应用越来越广泛。它通过针刺的机械刺激和药物的药理作用，激发经络穴位以调整和改善机体功能和病变组织的病理状态，使体内的气血畅通，生理功能恢复正常，从而达到治愈疾病的目的。由于本法兼具针刺和药物的双重作用，因而疗效显著。穴位注射的主要作用如下。

（一）止痛作用

穴位注射与针刺一样，可以兴奋多种感受器，产生针感信号，通过不同的途径到达脊髓和脑，产生诱发电位，这种诱发电位可以有明显的抑制作用。因局部刺激信号进入中枢后，可以激发许多神经元的活动，释放出多种神经介质，其中有止痛作用的5-羟色胺、内啡肽，这些物质的释放起到了止痛作用。

（二）防御作用

穴位注射可以增强体质，预防疾病，主要是因其针刺可以激发体内的防御机制，使机体识别和清除外来抗原物质和自身变形物质，以维持机体外环境相对恒定所产生的一系列保护性反应。

（三）调整作用

穴位注射对人体的消化、呼吸、循环、泌尿系统等均有不同程度的调整作用。如对消化系统的调整作用主要表现在可解除胃肠平滑肌痉挛、调整消化液分泌、调整胃肠蠕动等方面。其调节作用是双向的，当功能亢进时，通过穴位注射使其功能减退；当功能低下时，通过穴位注射使其功能增强。

二、处方

骨质疏松症发病的根本原因在于肾虚，由肾虚导致三焦之气机不畅，脾失健运，水谷精微不化，外邪乘虚而入所致。因此补肾健脾法是治疗骨质疏松症的重要方法之一，根据辨证分型，兼顾补益肝肾，活血化瘀。

[治则] 补肾健脾壮骨。

[取穴] 阿是穴、环跳、绝骨、肾俞、脾俞、大杼、章门，局部取穴可选用压痛点、皮下结节、条索状物等阳性反应点进行治疗。

[配穴] 每次选择 2~4 个穴为宜，最多不超过 6 个穴，穴位须交替使用。肝肾亏虚治宜补肾壮骨强肝，加肝俞、期门、三阴交、太溪；脾肾阳虚型治宜补肾健脾益气，加命门、关元、中脘、阴陵泉；气滞血瘀型治宜活血通络，加膈俞、气海、气穴、血海。

[药物] 骨肽注射液(10 mg/2ml/ 支)、依降钙素注射液(10 IU/ml/ 支)、

鲑鱼降钙素注射液（50IU/ml/ 支）、维生素 B_{12} 注射液（0.5mg/ml/ 支）、复方当归注射液（2ml/ 支）等。

［方解］阿是穴为痛点。环跳在髀枢中，三焦经、膀胱经之会，为胆经脉气所发，侧卧伸下足屈上足取之，为骨之始，挟髋为机；绝骨又为悬钟穴，为八会穴之髓会。此二穴合用有强筋健骨之效。肾俞、脾俞是膀胱经在背腰部的腧穴，为脾经、肾经经脉之气输注于背部之处。膀胱经脉循行："……其直者，从巅入络脑，还出别下项，循肩髆内。挟脊，抵腰中，入循膂，络肾……"故其与脑和脊髓有密切联系。"肾主骨生髓"，骨会大杼，故大杼具有强壮作用，针之可培肾固本，强壮筋骨；章门为脾经的募穴，足厥阴、足少阳经之会，脏会章门，五脏有疾取章门，有固本之效。诸穴合用，共奏"补肾健脾壮骨"之效。

三、操作

［准备］准备合适的注射器、针头、碘伏、棉签、清洁敷料、胶布等材料。根据使用药物的剂量大小及针刺的深浅，选用不同规格的注射器和针头，常规消毒即可使用。一般可使用 1ml、2ml、5ml 注射器，肌肉肥厚部位可使用 10ml、20ml 注射器。针头可选用 5~7 号普通注射针头以及封闭用的长针头。

［体位］选择患者舒适，医者方便操作的体位即可。

［操作步骤］

（1）选择比较合适的注射器及针头，局部常规消毒，用无痛进针法刺入穴位，然后慢慢推进或上下提插，待针下有"得气"感后，回抽一下，若回抽无血，即可将药推入。注射时应注意速度，一般以中速为宜，如是体弱者，应该轻刺激缓慢注入。注射结束出针，用无菌棉球或棉签按压。

（2）针刺的角度和深度：根据穴位所在部位与病变组织的不同要求，决定针刺角度和注射的深浅。如头面及四肢远端等皮肉浅薄处的穴位多浅刺；腰部和四肢肌肉丰厚部位的穴位可深刺；腰部疼痛部位多较深，故宜适当深刺注射。

（3）药物剂量及疗程：穴位注射的用药剂量决定于注射部位及药物的性质和浓度。一般情况，四肢部每穴注射 1~2ml；胸背部每穴注射 0.5~1ml；腰臀部每穴注射 2~5ml。每 10 次为 1 个疗程，根据注射量和患者反应，一般隔 1~3 日注射 1 次，每个疗程完毕后休息 1 周，如有必要再继续第二疗程。选穴应适当轮换，交替使用。

［注意事项］

（1）治疗时应向患者说明治疗的特点及治疗时可能出现的反应。严格遵守无菌操作，防止感染。

（2）注意药物的性能、药理作用、剂量、禁忌及毒副作用。如有必要需皮试阴性后应用。副作用较严重的药物及某些用后有反应的中草药制剂，使用时应谨慎。

（3）使用穴位注射法前，须检查药物的有效期，并检查药液有无沉淀变质，不得使用已过期或变质的药液。

（4）药物不宜注入关节腔、血管和脊髓腔。药物误入关节腔，可致关节红肿热痛；误入脊髓腔，有损伤脊髓的可能，重者可致瘫痪。

（5）在主要神经干通过的部位做穴位注射时，应注意避开神经干，以免损伤神经。如针尖触到神经干，患者有触电样感觉，应及时退针，更不可盲目地反复提插。内有重要脏器的部位不宜针刺过深，以免损伤内脏。

（6）年老体弱及初次接受治疗者，最好取卧位，注射部位不宜过多，药量也可酌情减少，以免晕针。

（7）胸背部穴位进针针尖朝向脊柱方向，应准确选定所需穴位和压痛点及阳性反应点，以免影响效果。

（8）酒后、饭后不可立即行穴位注射，以免引起休克。不宜在表皮破损区穴位上针刺、注射，以免引起深部感染。凡禁针部位及腧穴，严禁采用本法。

四、现代研究

关于穴位注射的作用机制，至今尚无突破性进展。目前研究认为经络是连续液相为主的多孔介质通道，穴位给药可通过此通道发挥作用，药物被约束在经脉中而不向经脉外扩散，从而保证了药物的浓度。再加上组织液沿经脉的运输作用，药物可较快地到达病灶，这种传递渠道比通过血液的全身性扩散药物作用浓度要高，该法特异性强，副作用小，因而具有较好的治疗效果。也有研究认为穴位中有第二信使参与了信息传递。

穴位注射疗法是通过针刺的机械刺激和药物的药理作用，激发经络穴位以调整和改善机体功能和病变组织的病理状态，使体内的气血畅通，生理功能恢复正常，从而达到治愈疾病的目的。目前临床上穴位注射法治疗骨质疏松症的常用药液有三类，即中药制剂、维生素类制剂及其他常用药物。①中药制剂：如黄芪注射液、复方骨肽注射液、鹿瓜多肽注射液、复方当归注射液、丹参注射液、川芎嗪注射液、生脉饮注射液、人参注射液、威灵仙注射液等。②维生素类制剂：如维生素 B_1、B_6、B_{12} 注射液，维生素 C 注射液及维丁胶性钙注射液等。③其他常用药物：5%~10% 葡萄糖、0.9% 生理盐水、注射用水、三磷酸腺苷、辅酶 A、神经生长因子、强的松龙、盐酸普鲁卡因、利多卡因等。根据具体的病情，选用合适的穴位注射药液。比如采用维丁胶性钙混合当归注射液在肾俞、太溪交替穴位注射治疗骨质疏松性腰腿痛。采用黄芪注射液交替注射肾俞、足三里及关元俞、三阴交与口服碳酸钙 D_3 片结合对原发性骨质疏松症。采用维生素 B_{12} 0.1mg+ 维生素 B_1 100mg+ 当归注射液 4ml，注射肾俞、关元、太溪，配合足三里、三阴交、脾俞。缓慢刺入，得气后注入药物治疗绝经后骨质疏松症等，都具有明显的效果。近年来临床采用骨肽注射液治疗骨质疏松症应用较广泛。骨肽注射液含多种骨代谢的活性肽类，具有调节骨代谢，刺激成骨细胞增殖，促进新骨形成，以及调节钙、磷代谢，增加骨钙沉积，防治骨质疏松症，抗炎、镇痛等作用。临床用于骨质疏松症、增生性骨关节疾病及风湿性关节炎、类风湿关节炎和骨折等治疗。骨肽注射液含多肽类代谢因子，它可以诱导骨髓细胞转化为成骨细胞，具有促进骨髓成骨作用，也可以促进骨细胞生长，促进骨折处骨痂生长和新生血管形成，因此它可促进骨折愈合和治疗成骨不全。骨肽注射液不但含有氨基酸、蛋白质、肽类物质、钙、磷和骨生长因子，而且可激活钙磷代谢和骨生长因子，促进骨细胞增长和骨基质的生物合成，改善关节周围微循环及组织营养，从而修复损伤，减轻疼痛，起到抗炎、镇痛的作用。

第五节　耳穴疗法

一、概述

耳穴疗法包括耳穴毫针、耳穴压丸、耳穴埋针、耳穴刺血四大类，临床上常用的是指耳穴压丸。耳穴压丸是指采用王不留行籽刺激耳郭上的穴位或反应点，通过经络传导，达到防止疾病目的的一种中医治疗方法。

根据中医学经穴与脏腑相关的理论，耳郭与全身经络都有关系。《灵枢·口问》：“耳为宗脉之所聚。”《灵枢·脉度》：“肾气通于耳，肾和则耳能闻五音矣。”由此可见，耳与肾的关系尤为密切。刺激相应的耳穴具有补肾填精，生髓壮骨，疏通经络的功能。

耳穴是耳郭皮肤表面与人体脏腑、经络、组织器官、四肢百骸相互沟通的部位，也是脉气输注的所在。所以在耳郭上能反映机体生理功能和病理变化的部位统称为耳穴，耳穴是耳郭诊断疾病和治疗疾病的特定点。当身体出现病变时，在耳郭的相应穴位亦会出现阳性反应，刺激耳郭上的特定部位，通过神经系统作用于相应的躯体内脏，从而治疗全身疾病。

耳穴疗法有着悠久的历史，马王堆三号汉墓出土的帛书《阴阳十一脉灸经》中，就有“耳脉”的记载，到了《内经》时期，不仅将“耳脉”发展成了手少阳三焦经，而且对耳与经脉、经别、经筋的关系都有了比较详尽的记载。耳穴是以中医理论为指导，具有作用迅速，简、便、廉、验，易学易用，容易推广，使用安全，副作用少等特点，耳穴疗法具有调节神经平衡、镇静止痛、疏通经络、调和气血阴阳、强身健体等功能。中医认为，耳穴疗法之所以能治病，是因为耳与人体十二经脉都有直接或间接的联系，耳与五脏六腑，在生理和病理方面互相影响。西医则认为耳部的神经特别丰富，耳穴疗法中产生的各种刺激，兴奋了多种感受器，各种感受器接受和传递各种感觉冲动汇集至三叉神经脊束核，然后由该核传递冲动至脑。该法镇痛效果明显，在骨质疏松症患者中应用广泛。

二、处方

［治则］补肾健脾，强筋壮骨。

［取穴］肾、脾、肝、内分泌、内生殖器、神门。

［配穴］伴有失眠、焦虑加心、交感；伴有便秘加直肠、三焦；伴神疲乏力加肾上腺、皮质下。根据疼痛部位加减，肩痛取肩；腰痛取腰

骶椎；髋痛取髋；膝痛取膝。

［方解］耳穴具有全息对应关系，取穴即主治。根据肾主骨、脾主肉、肝主筋理论，取肾、脾、肝以补肾壮骨，健脾益气，益精填髓；神门安神止痛，调和阴阳；内分泌、内生殖器调节体内内泌平衡；心、交感、神门安神助眠；直肠、三焦、脾润肠通便；肾上腺、皮质下、脾益气养血。

三、操作

［评估］评估患者当前主要症状、发病部位及相关因素、耳部皮肤情况，女性患者的生育史（有无流产史、当前是否怀孕等）及患者文化程度、心理状态、环境。

［准备］

（1）物品准备：治疗车、治疗盘、耳穴用王不留行籽、弯盘（内盛镊子、探棒）、无菌棉签、75%酒精、污物缸。

（2）患者准备：操作者向其解释，使之配合，取坐位。

［操作步骤］

（1）清洁、消毒：用75%酒精棉签消毒耳郭（从上至下、由里往外，必要时先用水清洗再用酒精消毒），待干。

（2）定穴：根据辨证取穴所选的穴位，操作者一手持耳郭后上方，另一手用探棒由上而下在选区内定位，寻找敏感点。

（3）按压：用镊子取耳穴籽，贴于所选耳穴敏感点上，适度按压，以患者有发胀、酸痛感为宜。

①对按法：用食指和拇指的指腹置于耳郭的正面和背面，相对按压，至患者出现热、麻、胀、痛等感觉，一旦找到敏感点，则持续对按。本法属于一种强刺激手法。

②直按法：用指尖垂直按压耳穴，至患者产生胀痛感，暂停一会，

再重复持续按压。此法也是一种强刺激手法，强度弱于对按法。

③点按法：用指尖一压一松，间断地按压耳穴，每次间隔 0.5 秒。本法以感到贴压处胀而略沉重刺痛为宜，用力不宜过重。本法是一种弱刺激手法。

④揉按法：用指腹轻轻将贴压的王不留行籽压实，然后顺时针带动贴压皮肤旋转，以贴压处有胀、酸、痛或轻微刺痛为度。

（4）观察：按压后患者有无疼痛等不适，固定是否牢固。

（5）交代：嘱患者留籽期间用手按压刺激耳穴（每日 2~3 次，每次 1~2 分钟）以增强疗效，防止胶布潮湿及污染。

［疗程］每周更换 1 次耳贴，双耳交替治疗。

［注意事项］

（1）耳穴压丸留置期间防止胶布污染及脱落。

（2）对普通胶布过敏者应采用防过敏胶布。

（3）耳部有皮疹、冻疮等患者慎用。

四、现代研究

现代医学研究发现耳部有丰富神经支配和血管分布，耳内存在丰富的神经感受器。刺激耳穴感受器后产生的神经冲动会进入大脑，促进内源性阿片类物质及其他神经递质的释放，提高机体的应激水平，具有较好的镇痛作用。刺激相应耳穴能提高机体的抵抗力和免疫力，调节内分泌，增加骨密度，改善骨代谢。耳穴疗法作为一种相对安全、不良反应少、价格低廉的保健方法，已经开始得到骨质疏松症患者的关注和接纳。

第六节　拔罐疗法

一、概述

拔罐疗法是以罐为工具，利用燃火、抽气等方法排除罐内空气，造成负压，使之吸附于腧穴或应拔部位的体表，使局部皮肤充血、淤血，以达到防治疾病目的的方法。

远古时代人们即用动物的犄角（如牛角）制成筒状，进行吸伤口脓血及治疗痈疽，故拔罐法在古代又称"角法"。湖南马王堆汉墓出土的《五十二病方》中即有以角法治疗痔疮的记载，西晋葛洪在《肘后备急方》中不但记述了角法，而且对角法的适应证与禁忌证提出了见解，唐代王焘在《外台秘要》中记载了竹罐制作及使用方法。到了近现代，拔罐疗法得到了更大的发展，常见的罐具有竹罐、陶瓷罐、金属罐、玻璃罐、抽气罐。

采用拔罐疗法治疗骨质疏松症是结合了罐具、负压吸附、药物、手法等综合效应的经络腧穴筋经刺激疗法。拔罐疗法的施术部位在皮肤，属经络中的皮部。皮部作为十二经脉体表分区，"有诸内必形诸外"，脏腑经络筋骨有病，必然在皮肤上有反映，罐具直接作用于皮部祛邪固里，再结合负压拔吸及温热熏蒸开泄皮肤毛孔，引导风邪及局部瘀阻滞留的邪气外出，进一步作用于经脉经筋，使经络疏通，调整气机，疏调气血，调整脏腑气血阴阳。根据骨质疏松症的辨证分型，可采用留罐法、走罐法、针罐法、药罐法等。

二、处方

[治则] 补肾壮骨，健脾益气，活血通络。

[取穴] 主经：督脉、膀胱经；主穴：肾俞、肝俞、脾俞、大杼。

[配穴] 肝肾亏虚治宜补肝肾，壮筋骨，气海俞、关元俞、腰阳关、命门；脾肾阳虚型治宜补肾健脾益气，加至阳、意舍、关元俞、气海俞；气滞血瘀型治宜活血通络，加身柱、膈俞、三焦俞、中枢、悬枢、腰阳关。

[方解] 肾俞、肝俞、脾俞是足太阳膀胱经在背腰部的腧穴，为脾经、肾经经脉之气输注于背部之处。膀胱经脉循行："……其直者，从巅入络脑，还出别下项，循肩膊内。挟脊，抵腰中，入循膂，络肾……" 故其与脑和脊髓有密切联系。"肾主骨生髓"，关元为任脉与足三阴经的交会穴，为一身元气出入的场所，具有强壮作用，《难经集注》认为关元乃"人之根源也，精神之所载，五气之根本"，针之可培肾固本，补元回阳，强壮体质，固护人体先天之本。《素问·骨空论》曰："督脉者，起于少腹以下骨中央，女子入系廷孔，其孔，溺孔之端也。其络循阴器合篡间，绕篡后，别绕臀，至少阴与巨阳中络者，合少阴上股内后廉，贯脊属肾，与太阳起于目内眦，上额交巅，上入络脑，还出别下项，循肩膊内，侠脊抵腰中，入循膂络肾……" 督脉总督一身之阳气，只要是阳气衰弱的病证，都可以在督脉上找到合适的穴位进行治疗。骨质疏松症基本病机乃"骨枯而髓减"，"肾主骨"（《素问·宣明五气》），"骨者，髓之府"（《素闻·脉要精微论》），"诸筋者，皆属于节"（《素问·五脏生成论》），根据具体辨证分型选取八会穴之骨会（大杼）壮骨，肝脾、肾俞补益脏腑，强壮筋骨，配合背部督脉身柱、至阳、中枢、悬枢、命门、腰阳关温阳通络，调理气机，诸穴合用以达祛瘀通络、精生髓足、骨强筋壮的目的。

三、操作

［准备］准备罐具，如玻璃罐、竹罐、陶瓷罐等。准备介质，如凡士林、中药药液、油脂等。

［体位］俯卧位或侧卧位，暴露背部。

［操作步骤］

（1）留罐法：将罐吸附在皮肤上一定时间，使局部皮肤潮红，甚至出现皮肤瘀血呈紫色或紫黑色，可在重点穴位肾俞、肝俞、脾俞、大杼、阿是穴（痛点）留置10分钟左右。

（2）走罐法：拔罐时先在所拔部位的皮肤及罐口上涂一层润滑油（如凡士林），也可以用温水或中药药液涂抹局部皮肤，同时罐口上涂油脂。将罐拔吸住皮肤，一手握住罐体，用均匀的力量沿膀胱经反复推拉，至所拔部位的皮肤红润、充血甚或瘀血即可。

（3）针罐法：

①留针拔罐：在重点穴位大杼、肾俞、肝俞、脾俞、膈俞、筋缩、关元俞、气海俞、命门等，常规毫针针刺得气后，以针为中心拔罐，每次3~5罐，留置10分钟左右。

②出针拔罐：常规毫针针刺得气并留针，待留针30分钟后出针，于出针部位拔罐并留置10分钟左右，取穴同留针拔罐。

③刺络拔罐：在阿是穴、膈俞等部位常规消毒，用皮肤针叩刺，粗毫针或三棱针浅刺出血后拔罐，留置5~10分钟，起罐后消毒局部皮肤。

（4）药罐法：背部皮肤涂抹润滑液，将竹罐罐口朝下放入中药液内煮3~5分钟。当罐内充满沸腾的药液时，用竹罐夹迅速取出竹罐，用治疗巾快速吸干竹罐内药液，随即紧扣在患者背部膀胱经大杼到秩边穴，督脉大椎至腰阳关穴，中途如竹罐松脱可再拔一次。然后覆盖毛巾或神灯照射保暖。留罐时间10~15分钟，以患者受罐皮肤发热潮红、轻度充血为度。

［疗程］一般患者隔日 1 次，年纪较大、身体较瘦的患者每周 2 次。

［注意事项］

（1）留针拔罐，罐具宜大，毫针针柄宜短，以免吸拔时罐口或罐底触碰针柄而发生损伤。

（2）拔罐手法要熟练，动作要轻、快、稳、准；用于点火的酒精棉球挤干多余的酒精，以免烫伤皮肤。

（3）起罐时勿硬拉或旋转罐口，否则易引起疼痛或损伤皮肤。

（4）拔罐过程中如果出现疼痛，应及时放气减压，或立即起罐。

（5）拔罐过程中出现类似晕针现象，应考虑晕罐，按晕针处理。

（6）过敏性、瘢痕体质及患感染性、出血性疾病者，局部皮肤破损、极度饥饿、饮酒、精神状态不良、恶病质及行为不能自控患者均为禁忌。

四、现代研究

拔罐疗法可改变局部毛细血管通透性，激发机体功能，调动人体免疫系统功能，增强机体抵抗力和局部耐受性。走罐可以促进抑制炎性因子的释放，从而发挥抗炎与止痛的效果。针罐、药罐同时发挥针刺、中药和罐的疗效，直接通过经络穴位产生镇痛作用。赵荣教授提出的整体调节针法综合了毫针、皮肤针、留罐、走罐等为一体的治疗方法，可以有效缓解骨质疏松症患者腰背疼痛，增加骨密度，提高生活质量。

第七节 刮痧疗法

一、概述

刮痧疗法属于传统的中医外治疗法，采用刮痧器具蘸取介质作用于人体体表或者穴位而进行反复刮动、摩擦，使局部皮肤充血出痧。

明清时刮痧工具比较多元化，如砭石、竹叶、麻绳、苎麻、铜钱、瓷碗、盐、姜等；明清后，多用铜钱、水牛角。现代刮痧工具多选用水牛角、玉石、砭石材质的刮痧板。《灵枢·海论》云："夫十二经脉者，内属于脏腑，外络于肢节。"人体皮部是十二经脉的功能活动反映于体表的部位，与经络气血相通，起着保卫机体、抗御外邪和反映病证的作用。在皮部或者穴位局部进行刮痧刺激，可调节经络气血运行，并调节相应脏腑功能。

骨质疏松症患者常伴有腰背疼痛、怕冷、肢体抽搐、失眠等症，通过经络刮痧、全息刮痧、脊椎刮痧等疗法疏通经脉，散寒除湿，行气活血，调和阴阳，并清除体内瘀积；通过对腧穴或敏感部位刮痧，实现通过局部调节整体，从而达到扶正祛邪、防病治病的功效。

二、处方

［治则］疏经通络。

［取穴］主经：督脉、足太阳膀胱经；主穴：大杼、肾俞、足三里、阿是穴。

［配穴］气滞血瘀以膀胱经穴位为主，加膈俞、膻中；肾虚加足少阴肾经穴位、命门、太溪；脾虚加足阳明胃经穴位、足太阴脾经穴位及脾俞、公孙；肝阴虚加足厥阴肝经穴位、肝俞、太冲。

［方解］督脉为阳脉之海，刮督脉可以激发全身阳气，推动血液的运行，从而濡养四肢百骸；足太阳膀胱经有脏腑背俞穴膈俞、肾俞、脾俞、肝俞等，是五脏之气转输于后背体表的部位，可以活血化瘀，补肾健脾，疏肝行气。大杼为骨会，专治骨病，膻中为气会，配血会、膈俞以行气活血。肾主骨生髓，髓藏于骨腔，滋养骨骼，肾精充足则骨骼强壮。脾运化水谷精微，输布全身，运化气血而外养肌肉筋骨，内养五脏六腑，维持关节肌肉的正常功能。脾经与胃经相表里，同为气血生化之源，取胃经下合穴足三里可表里经同治，补益气血，从而提高肌肉力量。加之“经脉所过，主治所及，腧穴所在，主治所在”，沿经络路线、重点腧穴及阿是穴刮痧，可以有效缓解骨质疏松症患者的临床症状。

三、操作

［评估］结合患者主要临床表现、既往史、有无出血病史或出血倾向，皮肤情况、对疼痛的耐受程度、心理状况等综合评估。

［准备］治疗盘、刮痧板、刮痧油、纸巾、必要时备屏风。

［体位］取舒适卧位或坐位，以患者舒适、医者便于操作为原则。

［操作步骤］

（1）向患者解释刮痧的作用、操作方法及局部感受。

（2）检查刮痧板边缘是否光滑，常规消毒。

（3）刮痧板涂抹刮痧油后沿督脉、膀胱经（辨证取其他经脉）循经刮拭，自上而下，由内向外，多次单一方向刮，刮拭时沉肩垂肘，手腕放松，心境平和。

（4）气滞血瘀型采用刮痧泻法：刮拭力度大、速度快，刮拭时间短；肾虚、脾虚型采用刮痧补法：刮拭力度小、速度慢，刮拭时间长；肝阴虚型采用平补平泻法。

（5）刮至皮肤出现潮红、紫红色，或出现粟粒样、丘疹样斑点，片状、条索状斑块等，皮肤可能出现热感或轻微疼痛。

（6）刮痧过程中随时观察局部皮肤变化，询问患者刮痧板边角触碰部位有无不适，动态调整刮痧手法、力度等。

（7）告知患者刮痧后禁食生冷、油腻食物，同时要注意保暖，不宜洗澡。

［疗程］局部刮痧一般 10~20 分钟，全身刮痧 20~30 分钟，每次选 3~5 个重点穴位，刮拭 20~30 次；两次刮痧间隔 3~6 天，或者以痧退、手压皮肤无痛感为可再次刮痧的标准。

［注意事项］

（1）刮痧过程中要注意保暖。

（2）下肢静脉曲张或下肢肿胀者，应采用逆刮法，从下到上刮拭，或者慎用刮痧。

（3）对一些不易出痧或出痧较少的患者，不可强求出痧。

（4）有出血倾向、感染性疾病、心脑血管疾病、肝肾功能不全者、刮痧不配合者禁用刮痧疗法。

四、现代研究

临床上采用刮痧缓解骨质疏松性骨痛，在刮痧的物理刺激作用下，提高血液灌注及人体表面局部温度，加快皮下组织局部微循环促进局部血氧供应，提高组织代谢，起到消炎作用。可松解紧张或痉挛的肌肉、肌腱和筋膜。并且刮痧直接刺激神经末梢，调节神经系统和内分泌系统，增强细胞免疫功能。从而发挥祛风散寒，疏通经络，活血化瘀，通络止痛的作用。

除了体表刮痧，耳穴全息铜砭刮痧疗法在临床上也较为常用。该法主要应用于骨质疏松症伴有情绪低落、失眠等症，具有疏肝解郁的功效，有学者辨证选用神经衰弱点和神经衰弱区、皮质下为主穴以升清利窍，行气养心；配穴心、肾，水火相济，交通心神；经验穴催眠点和神门宁心安神。现代医学研究亦表明，铜砭刮痧除了有刺激耳穴，疏通经络的作用外，还可以通过加快血液和淋巴液循环而增加微灌注，具有抗炎和免疫调节的作用。

第八节　穴位贴敷疗法

一、概述

穴位贴敷疗法以中医脏腑、经络等学说为理论依据，辨证应用不同的中药调制成丸、散、膏等剂型，根据患者病情特点，贴敷在相应的穴位或患处（阿是穴），通过药物对穴位的刺激和药物成分透皮吸收的两重功用，达到治疗预防疾病、调整机体阴阳及强身健体等目的。

穴位贴敷疗法治疗骨质疏松症主要是通过经穴、药效进行综合调理发挥作用。经络“内属脏腑，外络肢节，沟通表里，贯穿上下”，是沟通人体内外环境及运行气血的通路，而穴位则是通路的阀门。运用穴位贴敷疗法治疗骨质疏松症，能通过腧穴刺激和经络传导，发挥补肾健脾、活血化瘀、调和阴阳的作用，从而达到以肤固表、以经通脏、以穴祛邪的目的。药效作用是贴敷药物可直接作用于体表穴位或病灶（阿是穴），使药物有效成分透皮吸收，经过穴位聚集扩大，经络传导，以发挥药物的较强效应。清代徐大椿曾说：“汤药不足尽病……用膏药贴之，闭塞其气，使药物成分从毛孔而入其腠理，通经活络，或提而出之，或攻而散之，较服药尤为有力。”目前穴位贴敷治疗骨质疏松症多采用补肾活血、滋补肝肾、健脾益气之方，如扶元乳膏、独活寄生汤、三骨方、活血化瘀方等。

二、处方

1. 扶元乳膏

［药物组成］公丁香、附子、人参、肉桂各 10 份，皂荚、细辛各 4 份，冰片 1 份。

［制作方法］将药物研细末，加凡士林调成糊状，用 5g 药膏填入穴位膏贴内备用。

［应用］骨质疏松症辨证为肾阳不足型。

［取穴］肾俞、大椎、大杼、至阳、膈俞、膻中、关元、悬钟、阳陵泉。

［疗程］每次贴敷 4 小时，每日更换 1 次，4 天为 1 个疗程。

2. 独活寄生汤

［药物组成］独活、桑寄生、茯苓、肉桂心、党参、甘草、防风、川芎、当归、芍药、杜仲、牛膝、细辛、秦艽、干地黄等。

［制作方法］依照经典比例调配后研成粉末状，兑入少许蜜糖调成膏状，制成绿豆大小的药丸。

［应用］骨质疏松症辨证为肝肾不足型。

［取穴］太溪、太冲、太白。

［疗程］每次贴敷 6 小时，每日更换 1 次，4 周为 1 个疗程。

3. 三骨方

［药物组成］杜仲、桑寄生、独活、牛膝、狗脊、川芎、防风、细辛、制川乌、制草乌、肉桂等。

［制作方法］按照同等比例研磨成粉，生姜榨汁，将中药粉调至糊状，做成 2cm 厚的药饼。

［应用］骨质疏松症辨证为风寒湿痹型。

［取穴］肾俞、命门、腰眼、气海俞。

［疗程］每周 3 次，每次 2 小时，4 周为 1 个疗程。

4. 活血化瘀方

［药物组成］红花 30g、伸筋草 15g、透骨草 30g、杜仲 20g、川断 20g 等。

［制作方法］研磨成粉状，添加醋汁配制为黄豆大小的药丸。

［应用］骨质疏松症辨证为气滞血瘀型。

［取穴］膈俞、肝俞、脾俞及阿是穴。

［疗程］每周 3 次，每次 2 小时，4 周为 1 个疗程。

三、操作

［评估］评估患者当前主要症状、疼痛部位及相关因素、穴位贴敷处皮肤情况、有无过敏史，患者心理状态、周围环境等。

［准备］治疗车、治疗盘、穴位贴、弯盘（内盛镊子）、无菌棉签、75% 酒精、纱布、污物缸。

［体位］以充分暴露穴位，体位舒适为主。

［操作步骤］

（1）清洁、消毒：用 75% 酒精棉签消毒穴位，待干。

（2）定穴：根据辨证取穴所选的穴位，患者选合适体位，充分暴露穴位，注意保暖，必要时用屏风遮挡。

（3）按压观察：选取穴位，将穴贴适度按压，观察患者局部皮肤是否有瘙痒、刺痛等。

（4）交代：叮嘱患者贴敷期间，若出现皮肤瘙痒、刺痛等特殊不适立即取下，必要时咨询主治医师。

［注意事项］

（1）久病、体弱，有严重心、肝、肾功能障碍者慎用。

（2）骨质疏松症伴有糖尿病者慎用。

（3）对胶布过敏者，选用防过敏胶布或绷带固定贴敷药物。

（4）穴位贴敷处注意防水。

（5）贴敷后出现局部皮肤红斑、水疱、瘙痒等，应立即停药，对症处理；若出现全身过敏反应，应及时到皮肤科就诊。

（6）贴敷部位有创伤、溃疡等禁用。

（7）对贴敷药物成分过敏者禁用。

四、现代研究

穴位贴敷操作方便，疗效直接，患者接受程度高，依从性好，在骨质疏松症的治疗中广泛应用。穴位贴敷对骨质疏松症患者各项症状均有所改善，特别是腰膝酸软、行走困难等，该法选用中药，通过透皮吸收的方式发挥作用，更是大大减轻了老年患者的心理负担。有研究表明穴位贴敷能有效缓解骨质疏松症患者腰背疼痛、全身骨痛、肌痉挛等症状，能促进骨骼成骨，提高骨密度，增加平衡能力，防治骨质疏松性骨折，提高患者生活质量。

第九节　艾灸疗法

一、概述

灸法作为针灸疗法中的主要组成部分，能辅助或单独治疗许多针刺疗效较差的病症，是中医外治法中的一种重要治疗方法。《医学入门》有云：“凡病药之不及，针之不到，必须灸之。”《灵枢·官针》也有记载：“针所不为，灸之所宜。”通过灸火的温热之力，借助经络腧穴，对人体产生温热刺激，从而达到防病、治病的医疗作用。《素问·异法方宜论》曰：“脏寒生满病，其治宜灸焫。”言灸法有温经散寒之效。《扁鹊心书》曰：“真气虚则人病，真气脱则人死，保命之法，灼艾第一。”说明了灸法有扶阳固脱的作用。《灵枢·刺节真邪》曰：“脉中之血，凝而留止，弗之火调，弗能取之。”《扁鹊心书》曰：“人于无病时，长灸关元、气海、命门、中脘，虽未得长生，亦可保百余年寿矣。”说明灸法有强身保健防病之效。

艾灸是灸法中最为常用的一种，其原材料多采用艾叶，《本草纲目》载：“艾叶，纯阳也，可以取太阳真火，可以回垂元阳，灸之则透诸经，而治百种病邪，起沉疴之人为康泰，其功亦大矣。”故作为灸法的主要材料。艾叶以其辛温之性，有着温通经络，散寒祛湿，理血止血，温补元阳等功效，被历代医家所重用。

二、处方

治疗总则：散寒除湿，活血化瘀，温经通络。

目前，关于艾灸治疗骨质疏松症的研究较多，据相关研究数据统计，治疗骨质疏松症使用频次居前10位的穴位为：肾俞、足三里、脾俞、关元、绝骨、命门、太溪、大杼、三阴交、气海。穴位在经脉的分布依次为：膀胱经、督脉、任脉、胃经、胆经、肾经、脾经、肝经。施灸方法为：艾条灸、艾炷灸、温灸器灸、热敏灸、铺灸、隔物灸、督灸等。

三、操作

1. 温针灸

[取穴] 百会、大椎、脾俞、肾俞、命门、神阙、足三里、三阴交。

[操作方法] 脾俞、肾俞、足三里针刺得气后进行温针灸，将约1cm长的艾条套在选取的施灸穴位的针柄上，或在针柄上裹以枣核大小的艾绒团，艾条或艾团距离皮肤2~3cm，点燃艾叶后，在针脚处皮肤上方垫一块约5cm × 5cm的硬纸片，纸片可剪一约2.5cm长的斜插口，以便插到针脚下，用于保护施灸部位皮肤烫伤并防止艾火火心落下烧伤皮肤。神阙只灸不针，方法是将直径大于2cm，厚约15mm的生姜置于神阙上，再在其上面用1cm长的艾炷进行隔姜灸。其余各穴施以针刺治疗。

[疗程] 隔日1次，3个月1个疗程。

2. 火龙灸

[取穴] 取督脉大椎至腰俞沿线上俞穴。

[操作方法] 在大椎至腰俞连线上常规消毒，用生姜捣烂成汁后，涂抹于脊柱正中线（大椎 – 腰俞连线），并在姜汁上撒上中药粉（附子、肉桂、吴茱萸、肉桂等量为末），于药粉上覆盖无菌纱布块（宽15~20cm，长与所选穴位跨度相对应），后再于其上铺敷生姜碎（宽略小于纱布，与纱布同长），最后将艾绒铺于姜碎上，点燃艾绒让其自行燃烧。燃尽后可续艾炷施灸，一般以 2~3 壮为宜。灸毕移去覆盖物，用温水湿巾揩干局部皮肤。若施灸部位出现水疱，可用消毒针引流后，涂以龙胆紫药水（隔日 1 次），直至灸疱结痂脱落，皮肤愈合。

[疗程] 每周 1 次，连续治疗 3 个月。

3. 隔药饼灸

[取穴] 神阙穴、督脉命门至腰俞、膀胱经第一侧线上的肾俞至下髎穴。

[操作方法]

（1）患者取仰卧位，脐部常规消毒，淫羊藿、补骨脂、肉苁蓉、丹参、川芎、黄芪、白术处理为药末，加醋调匀为糊状，将药糊轻按压填满神阙穴，并略微高出皮肤 1mm，并向脐周推开成薄饼状，将艾绒搓成 1cm × 1cm 的圆锥型小体置于中药饼，连灸 10 壮，以脐部皮肤稍稍发红为度，灸后医用敷贴胶布封脐，3~4 天后自行揭下并温水清洗。

（2）患者取俯卧位，对需要施灸的腰骶部进行消毒。用少许姜汁涂抹在穴区部位，将姜泥制厚约 1cm 的长型姜饼，姜饼的长度和宽度以恰好覆盖患者被施术部位为宜；然后将艾绒制成三棱锥体艾炷放在长型姜饼上，点燃艾炷，使其自行燃烧，待患者有灼热感并不能忍受时将艾炷去掉，可适当左右移动姜饼，以防烫伤患者皮肤。如此反复操作 3

次，去除艾炷，保留尚有余热的姜饼，继续留灸约15分钟，待患者感觉姜饼无温热感时，去掉姜饼，完成灸疗。

［疗程］每周1次，4次1个疗程。

4. 热敏悬灸

［取穴］肾俞、肝俞、命门、三阴交。

［操作方法］热敏化操作前，进行热敏穴位肾俞（双侧）、肝俞（双侧）、命门以及三阴交穴（双侧）的探测，根据个体化的原则，对上述区域进行热敏悬灸，艾灸时询问患者是否出现透热、扩热、传热、局部不（微）热远部热、表面不（微）热深部热以及其他非热感的灸感，若出现上述灸感，即为热敏部位探测成功。先对热敏部位行回旋灸2分钟，然后循经往返灸1分钟；进一步施以雀啄灸1分钟以加强穴位热敏化；最后对受试者热敏化穴位进行温和灸，距离皮肤3cm左右，直至灸感消失。每次艾灸热敏化治疗选取受试者灸感最为明显的2个腧穴，艾灸过程中积极询问受试者灸感，及时调整，避免烫伤。

［疗程］每天1次，10次1个疗程。

5. 温灸盒灸

［取穴］腰骶部、脾俞、肾俞、腰阳关、命门。

［操作方法］患者取俯卧位，在双孔斗式温灸盒中放入2支点燃的雷火灸艾条，并将灸盒放于施治部位，火头距离皮肤2~3cm处，灸治腰痛局部，治疗时间共30分钟；在灸盒及治疗部位覆盖厚治疗巾，起到保持灸治温度和控烟的作用，若患者感到灼热、疼痛，则将温灸盒垫高至患者可忍耐位置，以防烫伤。

［疗程］每周3次或隔天1次，持续4周。

四、现代研究

大量的现代研究表明，艾灸有着调节免疫、降低炎症因子水平、升高抑炎因子水平的作用；也能够扩张脑血管，减小外周血管阻力，改善血液循环，调节女性内分泌，稳定激素水平，并从多渠道、多系统对骨质疏松症患者产生积极的影响，调节促进骨的形成和抑制骨的吸收。艾灸的温热效应提升局部组织的温度，加速血液循环，兴奋神经末梢，促进细胞再生，平衡机体内环境。艾灸的辐射效应即在点燃艾后会生成一种辐射能量在 0.8~5.6μm 范围内的红外光，这种红外线光能加快血液流动、提高身体代谢、增强身体免疫力。艾灸时的艾烟能够起到抗衰老、消炎、调节代谢和内分泌的作用。

第十节　温罐灸疗法

一、概述

温罐灸疗法是集火罐、艾灸、刮痧为一体的外治疗法。温罐灸以特制灸罐为器具，将艾炷置于罐内点燃，然后配合介质或者特制的中药药油，借灸火、热力以及药物作用，在身体各个部位进行熨灸、刮痧、拨筋等，以温通经脉，调和气血，协调阴阳，扶正祛邪，从而达到治疗疾病的功效。

温罐灸近年来在临床普遍开展，对骨质疏松症患者全身骨痛、四肢乏力、肌肉抽搐、失眠等有明显疗效。

二、处方

[治则]温经通络，活血通络，调和阴阳。

[取穴]主经：督脉、足太阳膀胱经；主穴：大杼、肾俞、足三里、阿是穴。

[配穴]气滞血瘀以膀胱经为主，加膈俞、膻中；肾虚加足少阴肾经、命门、太溪，脾虚加足阳明胃经、足太阴脾经、脾俞、公孙，肝阴虚加足厥阴肝经、肝俞、太冲。

[方解]督脉为“阳脉之海”，且督脉循行于脊里，其二、三分支分别属于肾、联络于肾,《素问·骨空论》中提到：“督脉生病，治督脉，治在骨上。”足太阳膀胱经“络肾，属膀胱”，其第一侧线为分布各脏腑精气输布之背俞穴，主“项背腰尻腘腨脚皆痛”。选择足太阳膀胱经及督脉既符合骨质疏松症的病机，又符合其主要临床表现。骨质疏松症的“不荣”主要与肾相关，责之于肝、脾。早在《素问·痿论》就提出“肾气热，则腰脊不举，骨枯髓减，发为骨痿”。即肾精亏虚是引起骨质疏松症的主要病因。因瘀致痛，即不通则痛，因邪气外客于经脉，痰浊、瘀血内阻于脉络，外客内阻，故经脉痹阻，气血运行不畅而发为疼痛。骨质疏松症患者多为年老体衰，正气虚衰，气虚推动无力，气血运行不畅，日久成瘀，且老年人多肾阳不足，阳气虚衰则阴寒内生，加之机体正气不足，更易复发。

三、操作

[准备]温灸罐、治疗盘、治疗碗(内盛少量清水)、刮痧油、艾炷、打火机、镊子、纱布、屏风等。确定温灸部位，检查温灸罐罐口有无破损。

［体位］以充分暴露穴位，体位舒适为主。

［操作步骤］

1. 通过捻（捻艾炷）、旋（旋转置于罐内）、点（点燃艾炷）、搓（搓罐体使其均匀受热）四步，使艾炷与罐体相结合并均匀受热。

2. 温灸部位涂抹刮痧油，采用九大手法(灸、点、按、拨、刮、熏、揉、推、熨）进行单一方向刮拭，禁用暴力，如皮肤干涩，随时蘸湿再刮。经络循行以局部皮肤温度升高、潮红或出现紫红色瘀斑为度，重点穴位旋震、扣、按、揉15~20秒。施罐过程中随时询问患者感受，同时查触罐口温度，及时抖去艾灰，补搽润滑药膏，出现温度不耐受或受寒及时调整。

3. 施罐结束后，将罐拿离患者，将未燃尽艾条熄灭归置，罐清洁后放入1000~2000mg/L含氯消毒液中浸泡消毒晾干备用。

［交代］嘱患者覆盖毛巾保暖，静息5~10分钟或饮少量温水。饮食清淡，忌辛辣寒凉食物。

［疗程］隔天1次，10次1个疗程。

［注意事项］

（1）操作期间密切观察患者局部皮肤状态，及时清理艾灰，如有烫伤等情况及时处理，操作完成后及时清洁局部皮肤。

（2）患者在精神紧张、大汗后、劳累后或饥饿时不宜采用该疗法治疗。

（3）患有出血倾向的血液病，或有皮肤肿瘤、破溃、感染等，严禁使用本法。

（4）灸罐松紧、温热适中，一般不会发生晕灸、晕罐等现象，一旦发生按晕针处理。

四、现代研究

临床上关于温罐灸治疗骨质疏松症的相关报道尚少，相关研究也不多。究其原因可能与该技术目前较新，尚未普及有关。但在针灸科临床治疗中，该法已被广泛运用于骨质疏松症患者治疗，根据目前已有病例疗效观察，效果甚佳。未来临床可加大研究的力度，设计更科学严谨的研究方案证实温罐灸疗法治疗骨质疏松症的临床优越性，并提炼出最佳治疗方案。

第十一节　皮内针疗法

一、概述

皮内针疗法是将皮内针留置于皮内给予长时间刺激的治病方法。它是古代针刺留针方法的发展，本法可以给穴位以持续刺激，减少反复针刺的麻烦，患者还可以自己手压埋针以加强刺激。皮内针操作简便，不受场地限制，避免了常规针刺时因长时间固定姿势产生的痛苦，提高了患者的依从性，特别适合于慢性、疼痛性疾病。骨质疏松症患者临床多以机体相应部位出现疼痛症状为主要表现，皮内针疗法在临床防治骨质疏松症中有很大的发挥空间。

二、处方

[主穴]夹脊穴、大椎、关元、中脘、三阴交、悬钟、足三里。

[方义]夹脊穴位于督脉之旁，又与膀胱经第一侧线的脏腑背俞穴相通，可调脏腑阴阳，通行气血；大椎是督脉穴，为诸阳之会，针之可激发诸阳经经气，通经活络；关元为任脉要穴，又与足三阴经交会，可通调气血；中脘、足三里可健脾胃，益气血；三阴交为足三阴经交会穴，可滋补肝肾；再配以骨之会穴大杼强筋壮骨，髓之会穴悬钟补血养髓。

三、操作

每次操作可根据病情选择 5~10 个腧穴，常规针刺消毒后进行皮内针操作。

1. 麦粒型皮内针

用镊子夹住针身对准穴位，沿皮肤横刺入皮内，针身埋入 0.5~1cm，然后将留在皮肤表面的针柄用胶布固定。

2. 图钉型皮内针

用镊子夹住针圈，将针圈对准穴位刺入，使环状针柄平整地留在皮肤表面，用胶布固定。

3. 留针

埋针时间视季节而定，天气热时，一般埋针 1~2 天；天气冷时，可埋 3~7 天。埋针期间，每隔 4 小时左右用手指按压埋针部位 1~2 分钟，以加强刺激，增进疗效。埋针期间，如患者感觉疼痛或肢体活动受限，应立即起针，进行适当处理，必要时改选穴位重新埋针。

四、现代研究

皮内针疗法作为针刺的补充疗法，弥补了针刺时间的限定，并对十二皮部、十二络脉起到直接的刺激作用，医者操作简单，患者易于接受。埋针疗法可有效缓解骨质疏松症引起的腰腿痛，改善骨质代谢，配合其他疗法使用疗效更佳。

第十二节　皮肤针疗法

一、概述

皮肤针疗法是用梅花针或七星针叩刺皮部以治疗疾病的方法，是古代“毛刺”“扬刺”“半刺”等刺法的发展。其操作方法以运用灵活的腕力垂直叩刺为主。皮部是全身皮肤按经脉分部。《灵枢・官针》：“半刺者，浅内而疾发针，无针伤肉，如拔毛状。浮刺者，傍入而浮之，以治肌急而寒者也。毛刺者，刺浮痹皮肤也。”皮肤针疗法就是采用皮肤针叩刺皮部，通过孙脉、络脉和经脉调整脏腑功能，通行气血，平衡阴阳，从而达到内病外治的目的。

单独采用皮肤针治疗骨质疏松症的临床应用较少，通常配合拔罐使用。

二、处方

［治则］活血化瘀，疏经通络

［取穴］主经：督脉，膀胱经第一侧线、第二侧线。

主穴：肾俞、膈俞、肝俞、脾俞、大杼、气海俞、关元俞、腰阳关、命门、至阳、意舍、身柱、三焦俞、中枢、悬枢、阿是穴等。

［方解］督脉为“阳脉之海”，皮肤针叩之壮阳健骨，调气和血，而叩刺膀胱经背部第一侧线和第二侧线可直接激发经络系统中膀胱经皮部和络脉的功能。

三、操作

［准备］皮肤针外形似小锤。针柄有软柄和硬柄两种类型，根据所镶嵌短针的数目，又分别称为梅花针（5 支短针）、七星针（7 支短针）、罗汉针（18 支短针）。全束针尖应平齐，不可歪斜、钩曲、锈蚀和缺损。检查针具时，可用干脱脂棉轻沾针尖，如果针尖有钩或有缺损时则棉絮易被带动。

［操作步骤］

（1）针具使用前应进行灭菌或消毒处理，以高位灭菌或用 75% 乙醇浸泡 30 分钟消毒。叩刺部位皮肤常规消毒。

（2）持针：软柄皮肤针：将针柄末端置于掌心，拇指居上，食指在下，余指呈握拳状固定针柄末端。硬柄皮肤针：用拇指和中指夹持针柄两侧，食指置于针柄中段上的上面，无名指和小指将针柄末端固定于大、小鱼际之间。

（3）叩刺：针尖对准叩刺部位，运用灵活的腕力垂直叩刺，即将针尖垂直叩击在皮肤上，并立刻弹起，反复进行。

①循经叩刺：沿着督脉、膀胱经循行路线叩刺。

②穴位叩刺：选取 5~10 个常用穴位进行叩刺治疗。

③局部叩刺：主要用于骨质疏松症疼痛部位叩刺。

（4）刺激强度：根据患者病情、体制、年龄和叩刺部位的不同，可分别采用弱刺激、中等刺激、强刺激。

①弱刺激：用较轻腕力进行叩刺，冲力小，针尖接触皮肤时间短，以局部皮肤潮红、患者无疼痛为度，适用于肾虚、脾虚型骨质疏松症。

②中等刺激：叩刺的腕力介于强、弱两种刺激之间，冲力中等，局部皮肤潮红，但无渗血，患者稍感疼痛为度，适用于气滞血瘀型骨质疏松症。

③强刺激：用较重腕力进行叩刺，冲力大，针尖接触皮肤时间稍长，使局部皮肤隐隐出血、患者有疼痛为度。骨质疏松症一般不采用重刺激手法。

［疗程］每周 2 次，3 个月 1 个疗程。

［注意事项］

（1）施术前应检查针具，对于针尖有钩曲、缺损、参差不齐，针柄有松动的针具，须及时修理或更换后方可使用。

（2）操作时运用灵活的腕力垂直叩刺，并立即弹起。避免斜刺、拖刺、压刺。

（3）针具及针刺局部皮肤必须消毒。叩刺后皮肤如有出血，须用消毒干棉球擦拭干净，保持清洁，以防感染。

（4）局部皮肤有创伤、溃疡、瘢痕等不宜使用本法。

（5）本法可配合拔罐操作，应在治疗前做好准备。

四、现代研究

有研究通过皮肤针配合温针灸、拔罐治疗骨质疏松症疗效显著，其中就选用了七星针沿膀胱经背部第一侧线叩刺，血瘀型采用中刺激手法，以皮肤发红、个别部位有血点为度，其余证型采用轻刺激手法，以皮肤潮红为度。该法可以提高原发性骨质疏松症患者的骨密度，减轻临床腰背疼痛等症状，提高其生存质量，具有较高的安全性。

第八章

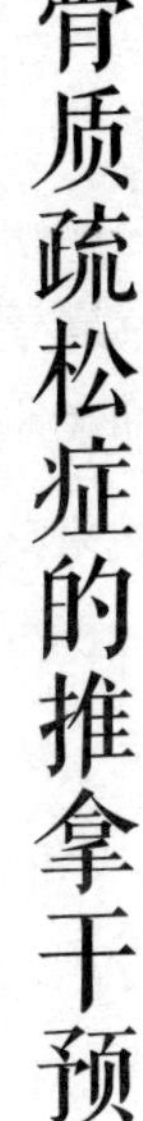

骨质疏松症的推拿干预

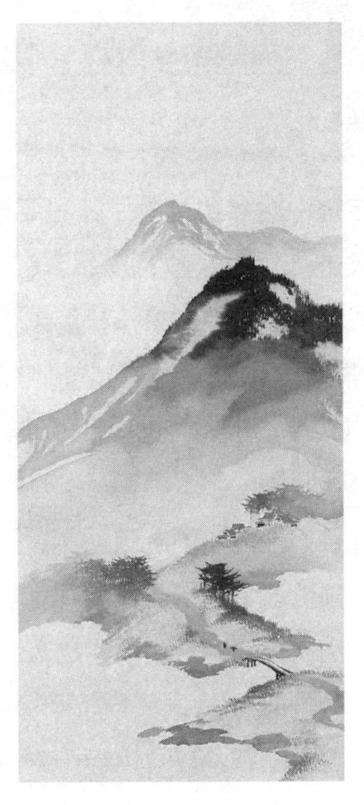

第一节 概述

推拿属于传统中医疗法范畴，其主要通过医者用手在人体的经络、腧穴、肌肉、关节处用推、拿、按、摩、点、揉、摇等手法进行治疗，通过手法来疏通经络、活血化瘀、松解粘连以及调和脏腑等。

《灵枢·外揣》曰："司外揣内，司内揣外。"《丹溪心法》曰："欲知其内者，当以观乎外，诊于外者，斯以知其内，盖有诸内者必形诸外。"我国古代医家擅长通过观察人体的外部表象来判断内部状态，并予以遣方用药直接调理内在的脏腑功能；同时又精于外治法，通过刺激人体体表的特殊部位改善内在的脏腑功能。推拿疗法即是最原始的外治法之一。古代劳动人民在生产生活中出现身体某一部位损伤或因内在疾病产生疼痛时，会本能地用手按压痛处来缓解疼痛，这就是推拿手法治疗的雏形。早期的治疗都是以"以痛为腧"为原则，但随着实践经验的累积和对疾病认识的加深，古代医家发现刺激体表某些特殊部位不仅能够缓解疼痛，还能激发其他部位的感传现象，同时能够改善内脏功能，由此归纳总结出经络学说，用于指导临床实践。经络学说反映了人体上下、内外、远近部位之间相互影响的规律，医生可以运用此规律来治疗内在的脏腑疾病。

中医学认为骨质疏松症的发生主要是肾、肝、脾的脏虚精亏，导致脏腑功能的整体失调所致。此外，血脉之盈虚及血行之畅塞，也影响着骨骼的营养和生长，也是本病的重要原因。《素问·皮部论》曰："凡十二络脉者，皮之部也。"《素问·生气通天论》曰："骨正筋柔，气血以流。"《灵枢·邪客》曰："肺心有邪，其气留于两肘；肝有邪，其气留于两腋；脾有邪，其气留于两髀；肾有邪，其气留于两腘。”在中医学中，皮、肉、筋、骨、脉均与脏腑功能有密切关系，推拿治疗由于施术层次广泛，能够作用于体表皮、肉、筋、骨、脉，并能通过不同的发力方式及技巧施以多样的手法，比如推法、摩法、捏法等能改善浅层皮肤的微循环，点、按、揉等能疏通经络，弹拨、拔伸、摇法、扳法等能调整人体筋骨结构。推拿治疗是通过对外部结构的干预来改善血液循环以及内部的脏腑功能，从而达到治疗骨质疏松症的目的。

传统观念认为，骨质疏松症是推拿疗法的禁忌证，但是近几年有许多研究证实，在掌握好手法、刺激量的情况下，推拿对于骨质疏松症具有积极的治疗意义。而且推拿疗法是一种物理治疗，无毒副作用，患者舒适而无痛苦，值得临床研究与推广。

第二节　推拿操作及注意事项

一、操作前准备

推拿操作前应做好相应的准备，以防意外发生。

1. 部位准备

（1）施术部位：施术部位指施术者进行手法治疗时所用到的自身部位，常用的施术部位主要有手指、手掌、拳面、肘等部位，在进行治疗前，为了能更好地发力和保证患者的舒适度，应做一些准备：检查指甲是否过长或者尖锐，有过长或尖锐则要修剪指甲，并除去佩戴在手部的戒指、手表、手镯等物品，以免划伤皮肤或给患者带来不适感；注意保持施术部位的清洁卫生，多以消毒液清洗后再进行操作；治疗发力前以舒缓的节奏来活动施术部位，避免操作时造成局部关节和肌肉的扭挫伤。

（2）经络准备：以足太阳膀胱经、足少阴肾经、足阳明胃经、足太阴脾经、足厥阴肝经、督脉为主。

（3）腧穴选择

①主穴：大杼、肾俞、脾俞、足三里、悬钟。

②配穴：肝肾阴虚证配肝俞、太溪；脾肾阳虚证配三阴交、命门；肾虚血瘀证配膈俞、三阴交。

2. 按摩用具及介质

（1）按摩用具：合适的按摩床、按摩凳、棉质治疗巾。

（2）介质：黄金万红膏、自制冬青膏（采用冬青油、薄荷、冰片、凡士林等制成）等。

二、操作方法

1. 操作步骤及手法

（1）循经推揉：运用推法、拿法、按揉法在膀胱经、肾经、脾经、肝经施术，顺着经脉循行方向操作，以疏理膀胱经、肾经、脾经、肝经气血。

（2）背俞调腑：患者取俯卧位，医生站在患者一侧，用掌揉法作用于腰背部，然后用两只手拇指分别点揉膀胱经的大杼、肾俞、脾俞。在脊柱两旁做掌擦法，以透热为度，用以调节脏腑功能。

（3）点穴通经：点揉足三里、悬钟、大椎、身柱、筋缩、腰阳关等，以疏经通络。肝肾阴虚证加肝俞、太溪；脾肾阳虚证配三阴交、命门；肾虚血瘀证配膈俞、三阴交。

（4）摩腹助运：患者取仰卧位，施术者坐于一侧，以一手掌面置于患者腹部，做环形而有节律的摩法。摩腹的顺序依次为胃脘部、上腹、脐、小腹、右下腹，然后推至右上腹，再推至左上腹，再推至左下腹；如此反复操作，以健脾和胃。

（5）推擦胸肋：用双掌面循着两侧肋弓向对侧交替进行推擦至肋弓终点，起到疏肝理气作用。

（6）横擦腰骶：用手的尺侧着力于腰骶部，做横向的往返直线式快速擦动，起到温肾补肾的作用。

（7）松筋活血助动：在腰背部、上下肢施用滚法、按揉法、拿法以松筋，在局部疼痛部位施用点揉、弹拨法以活血，在肩关节、肘关节、髋关节、膝关节处施用摇法、屈伸法、关节松动术以滑利关节。

2. 操作时间及疗程

每次以20~30分钟为宜，每次治疗间隔1~2天，以10次为1个疗程。

三、注意事项

推拿简便、安全、舒适，易被人接受，但如果对手法治疗的力量、时间或者部位等不加以注意，可能会使患者增加额外的痛苦或造成施术过程困难。所以施术者应认真做好推拿前的准备工作，根据患者的病情制定合适的推拿治疗方案，认真、细致地操作。治疗过程中主动观察和询问患者的感受，手法要避免粗暴急躁，不能置患者反应于不顾，要尽量避免发生意外。具体注意要点如下：

（1）医生态度需严肃而又和蔼可亲，耐心地向患者解释病情，争取患者的配合。

（2）患者与医生的位置要安排合适，特别是患者坐卧等姿势，要舒适而又便于操作。

（3）根据骨质疏松症程度和患者耐受程度来调整按摩手法的轻重，并随时观察患者的反应，治疗时应使患者有舒适感。

（4）患者在醉酒或者大喜、大悲、大怒、大惊等情绪激动的情况下，不要立即按摩，待其酒醒或者情绪平复后再进行治疗。

（5）饱食之后，不要急于按摩，一般应在饭后 1 小时左右为宜。

（6）推拿治疗过程中，有些患者容易入睡，应取毛巾为其盖好，以防着凉，注意室温，避开当风之处。

（7）治疗前应排除骨折、脱位、脊髓损伤等手法禁忌证。

（8）如患者治疗部位皮肤有破损或者局部过敏、痈、疥等，治疗时应避开此处。

四、不良反应处理

临床推拿治疗中，情况复杂多变，一旦手法使用不当、操作时间过长或患者精神紧张，可能会导致异常情况发生，如晕厥、软组织损伤、皮肤破损、皮下出血、骨折等，须及时对症处理。

（1）晕厥：推拿时发生晕厥，可能是由于血糖不稳定、精神过度紧张、劳累、休息不足等原因导致。一旦患者出现晕厥，应立即停止推拿，让患者平卧于空气流通处，头部保持低位，解开衣领，经过休息后，一般可以自然恢复。如果患者严重晕厥，可采取掐人中、拿肩井、按合谷等方法，促使其苏醒，也可配合针刺等方法。如属于低血糖引起的晕厥，可让患者吃点糖果或者喝些糖水、葡萄糖注射液等。

（2）软组织损伤：在推拿治疗过程中，因手法力量过大、时间过长或者手法生硬不够柔和等，可能会导致患者软组织损伤，此时应该停止手法治疗，一般经过 3~5 日可自行恢复。

（3）皮肤破损：因操作不当或者治疗时间过长，可能会导致患者皮肤破损，出现皮肤破损后应当保持伤口清洁，可在局部涂上碘伏，避免在破损处继续操作，防止感染。

（4）皮下出血：由于推拿手法过重或患者有易出血的疾病，可能会出现皮下出血，此时应立即停止推拿，一般出血会自行停止，若是少量的皮下出血而出现局部小块青紫时，一般不必处理，可以自行消退；若局部肿胀疼痛较剧烈，青紫面积大而且影响到活动功能时，可先做冷敷止血，后期再进行热敷和局部按揉处理，促进局部淤血的吸收。

（5）骨折：若患者骨质疏松严重或推拿手法过重，可能会导致其骨折，对怀疑出现骨折的患者，应予相关检查以明确诊断，若确诊为骨折，应立即请相关科室进行诊治。

第三节　现代临床报道

现代多项临床研究证实，通过推拿治疗确实能够改善患者的衰老症状及生活质量水平，缓解骨质疏松症所致的骨痛、腰背痛等症状，并且能够提高骨质疏松症患者的骨密度，降低血清骨钙素和尿羟脯氨酸／肌酐比值，降低 IL-1β、IL-6 水平，对绝经后骨质疏松症（Ⅰ型）及老年性骨质疏松症（Ⅱ型）均有效。相关医学实验证明推拿可以引起一部分细胞内的蛋白质分解，产生组胺和类组胺物质，使毛细血管扩张开放，毛细血管通透性增加，管径增大，使身体的血液循环得到改善，并促进血管网重建，可使血管壁上的脂类物质大量地消耗和去除，减缓了血管的硬化，对恢复血管壁的弹性，改善管道的通畅性，降低血液的摩擦力，都具有一定的作用。推拿手法通过有节律的机械刺激，迫使血液重新流动及提高血流速，也就降低了血液黏稠度，使流速与黏稠度之间进入了良性循环状态。推拿的镇痛机制可能在于手法刺激并激活了大量外周粗神经纤维，此信号传入脊髓后角，抑制了细神经纤维所传导的疼痛信号的传递，从而关闭了疼痛的闸门，达到镇痛的目的。而针对骨质疏松症的症状，对腰腹部施以不同手法的推拿可以起到行气活血、理气镇痛、改善胃肠功能的作用。

第九章 骨质疏松症的健身气功干预

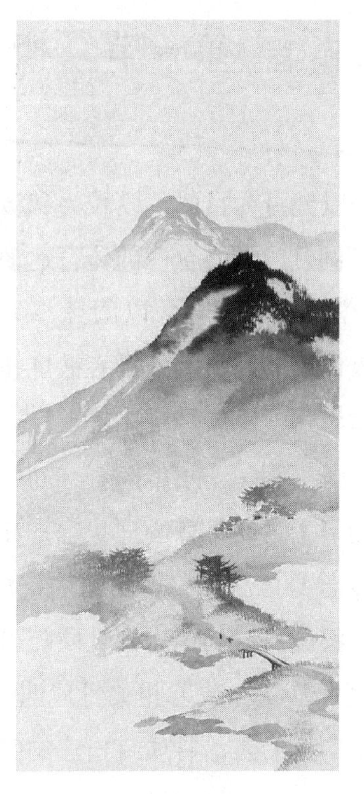

第一节　概述

健身气功是以健身为目的，以较为和缓的形体活动为基础，身心状态趋向于调身、调息、调心合一的体育运动项目。中医对于气功认识则为：“以古典哲学思想为指导，以调身、调心、调息融为一体的操作为内容，以开发人体潜能为目的的身心锻炼技术。”

健身气功作为一项民族传统体育项目，其在理念上与中医学“形神合一”“天人相应”“不治已病治未病”的养生思想不谋而合。在心理上，健身气功可以调节患者的不良心理状态；在生理上，健身气功能增强人体脏腑功能，改善身体功能，增强防病抗病及抗衰老的能力。近年来，许多临床工作者将健身气功运用到骨质疏松症的治疗当中，在提高患者骨密度，缓解疼痛症状，改善相关骨代谢指标等方面起到了较好效果。目前临床中运用广泛的防治骨质疏松症的健身气功主要包含易筋经、太极拳、八段锦、五禽戏。故本篇主要围绕上述四种健身功法进行介绍。

第二节 健身气功操作及注意事项

一、操作前准备

（一）调节练习前的精神状态

准备活动可使大脑皮层兴奋性处于适宜水平。可采用自我暗示、放松入静的方法，使精神集中，大脑充分放松，趋于平静。

（二）调整好呼吸

不要违背呼吸的自然规律。在练功中不按生理要求而故意强调呼吸，易引起憋气，甚至引起心律失常；或者导致头晕、胸闷，久久不能消除；或呼吸时用力过猛，使血压升高，出现头胀、头疼等。因此一定要按照功法的具体规定，调整好呼吸方法。另外，练功场所应安静、清洁。惊喊或巨响声易使练功者受惊，甚至惊慌失措、精神失常。因此，要尽量避免在污染严重或有噪声干扰处练功。

（三）做好放松活动

要做好放松和整理活动，如拍打按摩放松、上肢和下肢交替抖动放松等。如有条件，每晚睡觉前用热水洗脚，以促进血液循环、消除疲劳。另外，锻炼出汗后，内衣和内裤要及时更换，以防患病。运动结束后，不要突然停止，应使身体逐渐恢复到基础水准。

二、操作方法

（一）易筋经

易筋经源自我国古代导引术,《庄子·刻意》中就记载:“吹响呼吸,吐故纳新,熊经鸟申,为寿而已矣。此道引之士,养形之人,彭祖寿考者之所好也。”在我国的民族传统功法中影响很大,千百年来深受广大群众的欢迎。

动作要领:精神放松,形意合一;呼吸自然,贯穿始终;刚柔相济,虚实相间;循序渐进。

1. 预备式

两腿开立,头端平,口微闭,调呼吸。含胸,直腰,蓄腹,松肩,全身自然放松。

2. 第一势

韦驮献杵:两臂曲肘,徐徐平举至胸前成抱球势,屈腕立掌,指头向上,掌心相对(相距 10cm 左右)。此动作要求肩、肘、腕在同一平面上,合呼吸酌情做 8~20 次。

3. 第二势

横担降魔杵:两足分开,与肩同宽,足掌踏实,两膝微松;两手自胸前徐徐外展,至两侧平举;立掌,掌心向外;吸气时胸部扩张,臂向后挺;呼气时,指尖内翘,掌向外撑。反复进行 8~20 次。

4. 第三势

掌托天门：两脚开立，足尖着地，足跟提起；双手上举高过头顶，掌心向上，两中指相距 3cm；沉肩曲肘，仰头，目观掌背。舌舐上腭，鼻息调匀。吸气时，两手用暗劲尽力上托，两腿同时用力下蹬；呼气时，全身放松，两掌向前下翻。收势时，两掌变拳，拳背向前，上肢用力将两拳缓缓收至腰部，拳心向上，脚跟着地。反复 8~20 次。

5. 第四势

摘星换斗势：右脚稍向右前方移步，与左脚形成斜八字，随势向左微侧；屈膝，提右脚跟，身向下沉，右虚步。右手高举伸直，掌心向下，头微右斜，双目仰视右手心；左臂曲肘，自然置于背后。吸气时，头往上顶，双肩后挺；呼气时，全身放松，再左右两侧交换姿势锻炼。连续 5~10 次。

6. 第五势

倒拽九牛尾势：右脚前跨一步，屈膝成右弓步。右手握拳，举至前上方，双目观拳；左手握拳；左臂屈肘，斜垂于背后。吸气时，两拳紧握内收，右拳收至右肩，左拳垂至背后；呼气时，两拳两臂放松还原为本势预备动作。再身体后转，成左弓步，左右手交替进行。随呼吸反复 5~10 次。

7. 第六势

出爪亮翅势：两脚开立，两臂前平举，立掌，掌心向前，十指用力分开，虎口相对，两眼怒目平视前方，随势脚跟提起，以两脚尖支持体重。再两掌缓缓分开，上肢成一字样平举，立掌，掌心向外，随势脚跟着地。吸气时，两掌用暗劲伸探，手指向后翘；呼气时，臂掌放松。连续 8~12 次。

8. 第七势

九鬼拔马刀势：脚尖相衔，足跟分离成八字形；两臂向前成叉掌立于胸前。左手屈肘经下往后，成勾手置于身后，指尖向上；右手由肩上屈肘后伸，拉住左手指，使右手成抱颈状。足趾抓地，身体前倾，如拔刀一样。吸气时，双手用力拉紧，呼气时放松。左右交换。反复5~10次。

9. 第八势

三盘落地势：左脚向左横跨一步，屈膝下蹲成马步。上体挺直，两手叉腰，再屈肘翻掌向上，小臂平举如托重物状；稍停片刻，两手翻掌向下，小臂伸直放松，如放下重物状。动作随呼吸进行，吸气时，如托物状；呼气时，如放物状，反复5~10次。收功时，两脚徐徐伸直，左脚收回，两足并拢，成直立状。

10. 第九势

青龙探爪势：两脚开立，两手成仰拳护腰。右手向左前方伸探，五指捏成勾手，上体左转。腰部自左至右转动，右手亦随之自左至右水平划圈，手划至前上方时，上体前倾，同时呼气；划至身体左侧时，上体伸直，同时吸气。左右交换，动作相反。连续5~10次。

11. 第十势

卧虎扑食势：右脚向右跨一大步，屈右膝下蹲，成右弓左仆腿势；上体前倾，双手撑地，头微抬起，目注前下方。吸气时，同时两臂伸直，上体抬高并尽量前探，重心前移；呼气时，同时屈肘，胸部下落，上体后收，重心后移，蓄势待发。如此反复，随呼吸而两臂屈伸，上体起伏，前探后收，如猛虎扑食。动作连续5~10次后，换左弓右仆脚势进行，动作如前。

12. 第十一势

打躬势：两脚开立，脚尖内扣。双手仰掌缓缓向左右而上，用力合抱头后部，手指弹敲小脑后片刻。配合呼吸做屈体动作；吸气时，身体挺直，目向前视，头如顶物；呼气时，直膝俯身弯腰，两手用力使头探于膝间作打躬状，勿使脚跟离地。根据体力反复 8~20 次。

13. 第十二势

掉尾势：两腿开立，双手仰掌由胸前徐徐上举至头顶，目视掌而移，身立正直，勿挺胸凸腹；十指交叉，旋腕反掌上托，掌以向上，仰身，腰向后弯，目上视；然后上体前屈，双臂下垂，推掌至地，昂首瞪目。呼气时，屈体下弯，脚跟稍微离地；吸气时，上身立起，脚跟着地；如此反复 21 次。收功：直立，两臂左右侧举，屈伸 7 次。

（二）太极拳

太极是中国哲学史上一个极其重要的概念，始见于《庄子》，书中提到："大道，在太极之上而不为高；在六极之下而不为深；先天地而不为久；长于上古而不为老。"太极拳属于我国非物质文化遗产，融合了中国传统哲学中的太极、经络、阴阳五行学说，是中国传统文化和武术的精髓，是中华文明的结晶，彰显了身体文化和民族精神高度的融合。

太极拳作为一项中国传统武术，属于有氧运动，已在世界范围内推广，拥有众多流派及广泛的群众基础。目前已有不少针对太极拳锻炼防治骨质疏松症的研究报道，报道称太极拳锻炼从提高骨密度到改善骨代谢指标方面都起到了良好的作用，并能直接改善中老年人的身体平衡性，增强下肢力量及全身肌肉耐力，预防跌倒，从而减少骨折，并能辅助改善患者的焦虑情绪及睡眠质量，增加幸福感。目前适合骨质疏松症患者练习的有简化二十四太极拳，其方便记忆、耗时较短、速度缓慢适中、动作简洁舒展，具体操作如下。

动作要领：心静体松、注意力集中；头正颈直，沉肩垂肘，含胸拔背，气沉丹田；以腰为轴，上下相随，步法灵活，虚实分明；势正招圆，连绵不断，以意思导动，内外合一。

1. 第一式

起势：身体自然直立，两脚开立，与肩同宽，脚尖向前；两臂自然下垂，两手放在大腿外侧；眼平看前方。两臂慢慢向前平举，两手高与肩平，与肩同宽，手心向下。上体保持正直，两腿屈膝下蹲；同时两掌轻轻下按，两肘下垂与两膝相对；眼平看前方。

2. 第二式

左右野马分鬃：上体微向右转，身体重心移至右腿上；同时右臂收在胸前平屈，手心向下，左手经体前向右下划弧至右手下，手心向上，两手心相对成抱球状：左脚随即收到右脚内侧，脚尖点地；眼看右手。上体微向左转，左脚向左前方迈出，右脚跟后蹬，右腿自然伸直，成左弓步：同时上体继续向左转，左右手随转体慢慢分别向左上、右下分开，左手高与眼平（手心斜向上），肘微屈；右手落在右胯旁，肘也微屈，手心向下，指尖向前；眼看左手。上体慢慢后坐，身体重心移至右腿，左脚尖翘起，微向外撇（大约 45°~60°），随后脚掌慢慢踏实，左腿慢慢前弓，身体左转，身体中心再移至左腿；同时左手翻转向下，左臂收在胸前平屈，右手向左上划弧至左手下，两手心相对成抱球状；右脚随即收到左脚内侧，脚尖点地；眼看左手。右腿向右前方迈出，左腿自然伸直，成右弓步；同时上体右转，左右手随转体分别慢慢向左下、右上分开，右手高与眼平（手心斜向上），肘微屈；左手落在左胯旁，肘也微屈，手心向下，指尖向前；眼看右手。

3. 第三式

白鹤亮翅：上体微向左转，左手翻掌向下，左臂平屈胸前，右手向左上划弧，手心转向上，与左手成抱球状；眼看左手。右脚跟进半步，上体后坐，身体重心移至右腿，上体先向右转，面向右前方，眼看右手；然后左脚稍向前移，脚尖点地，成左虚步，同时上体再微向左转，面向前方，两手随转体慢慢向右上、左下分开，右手上提停于右额前，手心向左后方，左手落于左胯前，手心向下，指尖向前；眼平看前方。

4. 第四式

左右搂膝拗步：右手体前下落，右下向后方划至右肩外，手与耳同高，手心斜向上；左手由左下向上、向右划弧至右胸前，手心斜向下；同时上体先微向左再向右转；左脚收至右脚内侧，脚尖着地，眼看右手。上体左转，左脚向前（偏左）迈出成步，右手屈回由耳侧向前推出，高与耳尖平，左手由左膝前搂过落于左胯旁，指尖向前；眼看左手指。右脚慢慢屈膝，上体向左，身体重心移至右腿，左脚尖翘起微向外撇，随后脚掌慢慢踏实，右脚前弓，身体左转，身体重心移至左腿，右脚收到左脚内侧，脚尖着地；同时左手向外翻掌由左后向上划弧至左肩外侧，肘微屈，手与耳同高，手心斜向上；右手随转体向上、向下划弧落于左胸前，手心斜向下；眼看左手。

5. 第五式

手挥琵琶：手右脚跟进半步，上体后坐，身体重心转至右腿上，上体半面向右转，左脚略提起稍向前移，变成左虚步，脚跟着地，脚尖翘起，膝部微屈；同时左手由左下向上挑举，高与鼻尖平，掌心向右，臂微屈；右手收回放在左肘里侧，掌心向左；眼看左手食指。

6. 第六式

左右倒卷肱：上体右转，右手翻掌（手心向上）经腹前由下向后上方划弧平举，臂微屈，左手随即翻掌向上；眼的视线随着向右转体先向右看，再转向前方看左手。右臂屈肘折向前，右手由耳侧向前推出，手心向前，左臂屈肘后撤，手心向上，撤至左肋外侧；同时左腿轻轻提起向后（偏左）退一步，脚掌先着地，然后全脚慢慢踏实，身体重心移到左腿上，成右虚步，右脚随转体以脚掌为轴扭正；眼看右手。上体微向左转，同时左手随转体向后上方划弧平举，手心向上，右手随即翻掌，掌心向上；眼随转体先向左看，再转向前方看右手。

7. 第七式

左揽雀尾：身体继续向右转，左手自然下落逐渐翻掌经腹前划弧至左肋前，手心向上；左臂屈肘，手心转向下，收至右胸前，两手相对成抱球状；同时身体重心落在右腿上，左脚收到右脚内侧，脚尖点地；眼看右手。上体微向左转，左脚向左前方迈出，上体继续向左转，右腿自然蹬直，左腿屈膝，成左弓步；同时左臂向左前方掤出（即左臂平屈成弓形，用前臂外侧和手背向前方推出），高与肩平，手心向后；右手向右下落于右胯旁，手心向下，指尖向前；眼看左前臂。身体微向左转，左手随即前伸翻掌向下，右手翻掌向上，经腹前向上，向前伸至左前臂下方；然后两手下捋，即上体向右转，两手经腹前向右后上方划弧，直至右手手心向上，高与肩齐，左臂平屈于胸前，手心向后；同时身体重心移至右腿；眼看右手。

8. 第八式

右揽雀尾：上体后坐并向右转，身体重心移至右腿，左脚尖里扣；右手向右平行划弧至左肋前，手心向上；左臂平屈胸前，左手掌心向下与右手成抱球状；同时身体重心再移至左腿上，右脚收至左脚内侧，脚尖点地；眼看左手。余动作同第七式，只是左右相反。

9. 第九式

单鞭：上体后坐，身体重心逐渐移至左腿上，右脚尖里扣；同时上体左转，两手（左高右低）向左弧形运转，直至左臂平举，伸于身体左侧，手心向左，右手经腹前运至左肋前，手心向后上方；眼看左手。身体重心再逐渐移至右腿上，上体右转，左脚向右脚靠拢，脚尖点地；同时右手向右上方划弧（手心由里转向外），至右侧方时变勾手，臂与肩平；左手向下经腹前向下划弧停于右肩前，手心向里；眼看左手。上体微向左转，左脚向左前侧方迈出，右脚跟后蹬，成左弓步；在身体重心向左腿的同时，左掌随上体的继续左转慢慢翻转向前推出，手心向前，手指与眼齐平，臂微屈；眼看左手。要点：上体保持正直，松腰。完成式时，右肘稍下垂，左肘与左膝上下相对，两肩下沉。左手向外翻掌前推时，要随转体边翻边推出，不要翻掌太快或最后突然翻掌。全部过渡动作，上下要协调一致，如面向南起势，单鞭的方向（左脚尖）应向东偏北（大约 15°）。

10. 第十式

云手：身体重心移至右腿上，身体渐向右转，左脚尖里扣；左手经腹前向右上划弧至右肩前，手心斜向后，同时右手变掌，手心向右前；眼看左手。上体慢慢左转，身体重心随之逐渐左移；左手由脸前向左侧运转，手心渐渐转向左方；右手由右下经腹前向左上划弧至左肩膀前，手心斜向后；同时左脚靠近左脚，成小开立步（两脚距离 10~20cm）；眼看右手。上体再向右转，同时左手经腹前向大踏步划弧至右肩前，手心斜面向后；右手右侧运转，手心翻转向右；随之左腿向左横跨一步；眼看左手。

11. 第十一式

单鞭：上体向右转，右手随之向右运转，至右侧方时变成勾手；左手经腹前向右上划弧至右肩前，手心向内；身体重心落在右腿上，左脚尖点地；眼看左手。上体微向左转，左脚向左前侧方迈出，右脚跟后蹬，成左弓步；在身体重心移向左腿的同时，上体继续左转，左掌慢慢翻转向前推出，成“单鞭”式。

12. 第十二式

高探马：右脚跟进半步，身体重心逐渐后移至右腿上；右手变掌，两手心翻转向上，两肘微屈；同时身体微向右转，左脚跟渐渐离地；眼看左前方。上体微向左转，面向前方；右掌经右耳旁向前推出，手心向前，手指与眼同高；左手收至左侧腰前，手心向上；同时左脚微向前移，脚尖点地，成左虚步；眼看右手。

13. 第十三式

右蹬脚：左手手心向上，前伸至右腕背面，两手相互交叉，随即向两侧分开并向下划弧，手心斜向下；同时左脚提起向左前侧方进步（脚尖略向外撇）；身体重心前移，右腿自然蹬直，成左弓步；眼看前方。两手由外圈向里圈划弧，两手交叉合抱于胸前，右手在外，手心均向后；同时右脚向左脚靠拢，脚尖点地；眼平看右前方。两臂左右划弧分开平举，肘部微屈，手心均向外；同时右腿屈膝抬起，右脚向右前方慢慢蹬出；眼看右手。

14. 第十四式

双峰贯耳：右腿收回，屈膝平举，左手由后向上、向前下落至体前，两手心均翻转向上，两手同时向下划弧分落于右膝两侧；眼看前方。右脚向右前方落下，身体重心渐渐前移，成右弓步，面向右前方；同时两手下落，慢慢变拳，分别从两侧向上、向前划弧至面部前方，成钳形状，两拳相对，高与耳齐，拳眼都斜向下（两拳中间距离10~20cm）；眼看右拳。

15. 第十五式

转身左蹬脚：左腿屈膝后坐，身体重心移至左腿，上体左转，右脚尖里扣；同时两拳变掌，由上向左右划弧分开平举，手心向前；眼看左手。身体重心再移至右腿，左脚收到右脚内侧，脚尖点地；同时两手由外圈向里圈划弧合抱于胸前，左手在外，手心均向后；眼平看左方。两臂左右划弧分开平举，肘部微屈，手心均向外；同时左腿屈膝提起，左脚向左前方慢慢蹬出；眼看左手。

16. 第十六式

左下势独立：左腿收回平屈，上体右转；右掌变成勾手，左掌向上、向右划弧下落，落于右肩前，掌心斜向后；眼看右手。右腿慢慢屈膝下蹲，左腿由里向左侧（偏后）伸出，成左仆步；左掌下落（掌心向外）向左下顺左腿内侧向前穿出；眼看左手。身体重心前移，左脚跟为轴，脚尖尽量向外撇，左脚前弓，右腿后蹬，右脚尖里扣，上体微向左转并向前起身；同时左臂继续向前伸出（立掌），掌心向右，右勾手下落，勾尖向后；眼看左手。右腿慢慢提起平屈，成左独立势；同时右手变掌，并由后下方顺右腿外侧向前弧形摆出，屈臂立于右腿上方，肘与膝相对，手心向左；左手立于左胯旁，手心向下，指尖向前；眼看右手。

17. 第十七式

右下势独立：右脚下落于左脚前，脚掌着地；然后左脚前掌为轴，脚跟转动，身体随之左转同时左手向后平举变成勾手，右掌随着转体向左侧划弧，立于左肩前，掌心斜向后，眼看左手。余同第十六式，只是左右相反。

18. 第十八式

左右穿梭：身体微向左转，左脚向前落地，脚尖外撇，右脚跟离地，两腿屈膝成半坐盘式；同时两手在左胸前成抱球状（左上右下）；然后右脚收到左脚的内侧，脚尖点地；眼看左前臂。身体右转，右脚向右前方迈出，屈膝弓腿，成右弓步；同时右手由脸前向上举并翻掌停在右额前，手心斜向上；左手先向左下再经体前向前推出，高与鼻尖平，手心向前；眼看左手。身体重心略向后移，右脚尖稍向外撇，随即身体重心再移至右腿，左脚跟进，停于右脚内侧，脚尖点地；同时两手在右胸前成抱球状（右上左下）；眼看左前臂。

19. 第十九式

海底针：右脚向前跟进半步，身体重心移至右腿，左脚稍向前移，脚尖点地，成左虚步；同时身体稍向右转，右手下落经体前向后、向上提抽至肩上耳旁，再随身体左转，由右耳旁斜向前下方插出，掌心向左，指尖斜向下；与此同时，左手向前、向下划弧落于左胯旁，手心向下，指尖向前；眼看前下方。

20. 第二十式

闪通臂：上体稍向右转，左脚向前迈出，屈膝弓腿成左弓步；同时右手由体前上提，屈臂上举，停于右额前上方，掌心翻转斜向上，拇指朝下；左手上起经胸前向前推出，高与鼻尖平，手心向前；眼看左手。

21. 第二十一式

转身搬拦捶：上体后坐，身体重心移至右腿上，左脚尖里扣，身体向后转，然后身体重心再移至左腿上；与此同时，右手随着转体和右、向下（变拳）经腹前划弧至左肋旁，拳心向下；左掌上举于头前，掌心斜向上；眼看前方。向右转体，右拳经胸前向前翻转撇出，拳心向上；左手落于胯旁，掌心向下，指尖向前；同时右脚收回后（不要停顿或脚尖点地）即向前迈出，脚尖外撇；眼看右拳。身体重心移至右腿上，左脚向前迈一步；左手上起经左侧向前上划弧拦出，掌心向前下方；同时右拳向右划弧收到右腰旁，拳心向上；眼看左手。左腿前弓成左弓步，同时右拳向前打出，拳眼向上，高与胸平，左手附于右前臂里侧；眼看右拳。

22. 第二十二式

如封似闭：左手由右腕下向前伸出，右拳变掌，两手手心逐渐翻转向上并慢慢分开回收；同时身体后坐，左脚尖翘起，身体重心移至右腿；眼看前方。两手在胸前翻掌，向下经腹前再向上、向前推出，腕部与肩平，手心向前；同时左腿前弓成左弓步；眼看前方。

23. 第二十三式

十字手：屈膝后坐，身体重心移向左腿，左脚尖里扣，向右转体；右手随着转体动作向右平摆划弧，与左手成两臂侧平举，掌心向前，肘部微屈；同时右脚尖随着转体稍向外撇，成右侧弓步；眼看右手。身体重心慢慢移至左腿，右脚尖里扣，随即向左收回，两脚距离与肩同宽，两腿逐渐蹬直，成开立步；同时两手向下经腹前向上划弧交叉合抱于胸前，两臂撑圆，腕高与肩平，右手在外，成十字手，手心均向后；眼看前方。

24. 第二十四式

收势：两手向外翻掌，手心向下，两臂慢慢下落，停于身体两侧；眼看前方。

（三）八段锦

八段锦是我国民间流传很广、有着广泛群众基础的一种健身功法，锦代表精美华贵的丝帛、绚丽多彩的锦绣，说明八段锦的珍贵。八段锦是由八组不同的动作组成的。

动作要领：缓慢柔和，连贯圆活，有紧有松，动静兼具。

八段锦口诀：

两手托天理三焦，左右开弓似射雕；

调理脾胃须单举，五劳七伤向后瞧；

摇头摆尾去心火，双手攀足固肾腰；

攒拳怒目增气力，背后七颠百病消。

1. 预备式

两脚并步站立，两臂垂与体侧，目视前方，左脚向左开步，与肩同宽，两臂内旋向两侧摆起，与髋同高，掌心向后。两腿膝关节稍屈，同时两臂外旋，向前合抱于腹前，掌心向内，两掌指尖距约 10cm，目视前方。

2. 第一式

两手托天理三焦：首先两臂外旋微下落，两掌五指分开在腹前交插，掌心向上，目视前方。然后，两掌挺膝伸直，同时两掌上托于胸前，随后两臂内旋向上托起，掌心向上，抬头目视两掌，两掌继续上托，肘关节伸直，同时下合内收，动作稍停，目视前方。然后，两腿膝关节微屈，同时两臂分别向身体两侧下落，两掌捧于腹前，掌心向上，目视前方。全部动作一上一下为 1 次，共做 6 次。

3. 第二式

左右开弓似射雕：第一个动作，重心右移，左脚向左开步站立，膝关节缓慢伸直，两掌向上交插于胸前，左撑在外，目视前方。第二个动作，右掌曲指，向右拉到臂前，左掌成八字撑，左臂内旋，向左推出，与肩同高，同时，两脚曲膝半蹲成马步，动作略停，目视左前方。第三个动作，重心右移，两手变自然掌，右手向右划弧与肩同高，掌心斜向前，重心继续右移，左脚回收成并步站立，同时，两掌捧于腹前，掌心向上，目视前方。右式动作与左视相同，只是左右相反。该式一左一右为 1 次，共做 3 次。做第 3 次最后移动时，身体重心继续左移，右脚回收成开步站立，膝关节微曲，同时两掌下落，捧于腹前，目视前方。

4. 第三式

调理脾胃须单举：第一个动作，两腿挺膝伸直，同时左掌上托，经面前上穿，随之臂内旋上举至头的左上方，右掌同时随臂内旋下按至右髋旁，指尖向前，动作略停。第二个动作，两腿膝关节微屈，同时左臂屈肘外旋，左掌经面前下落于腹前，同时右臂外旋，右掌外旋右掌向上捧于腹前，目视前方。右式动作与左视动作相同，但左右相反。该式一左一右为 1 次，共做 3 次。做到第 3 次最后移动时，便两腿膝关节微屈，右掌下压至右髋旁，指尖向前，目视前方。

5. 第四式

五劳七伤往后瞧：第一个动作，两腿挺膝，重心升起，同时两臂伸直，指尖向下，目视前方。第二个动作，上动不停，两臂外旋，掌心向外，头向左后转，动作稍停，目视左斜后方。第三个动作，两腿膝关节微屈，同时两臂内旋按于髋旁，指尖向前，目视前方。右式动作与左式相同，方向相反。该式一左一右为 1 次，共作 3 次，做到第 3 次，最后移动时，便两腿膝关节微屈，同时两掌捧于腹前，目视前方。

6. 第五式

摇头摆尾去心火：第一个动作，重心左移，右脚向右开臂站立，同时两掌上托至头上方，肘关节微屈，指尖相对，目视前方。第二个动作，两脚屈膝半蹲成马步，同时，两臂向两侧下落，两掌浮于膝关节上方。第三个动作，重心向上稍升起，随之重心右移，上体向右侧移，俯身，目视右脚面。第四个动作，重心左移，同时上体由右向前、向左旋转，目视右脚跟。第五个动作，重心右移成马步，同时，头向后摇，上体立起，随之，下颌微收，目视前方。右式动作与左式动作相同，方向相反。该式一左一右为 1 次，共做 3 次。做完 3 次后，重心左移，右脚回收成开步站立，同时，两臂经两侧上举，两掌心相对，两腿膝关节微屈，同时两掌下按至腹前，指尖相对，目视前方。

7. 第六式

两手攀足固肾腰：两腿挺膝，伸直站立，同时，两掌指尖向前，两臂向前、向上举起，肘关节伸直，掌心向前，目视前方。第二个动作，两臂屈肘，两掌下按于胸前，掌心向下，指尖相对。第三个动作，两臂外旋，两掌心向上，随之，两掌掌指随腋下后擦。第四个动作，两掌心向内，沿脊柱两侧向下摩运至臀部。随之上体前俯，沿腿后向下摩运，经脚两侧至于脚面，抬头，目视前下方，动作略停。第五个动作，两掌沿地面前伸，随之用手臂带动上体立起，两臂肘关节伸直上举，掌心向前。该式一上一下为 1 次，共做 6 次。做完 6 次后，两腿膝关节微屈，同时两掌向前下按至腹前，掌心向下，指尖向前，目视前方。

8. 第七式

攒拳怒目增气力：第一个动作，重心右移，左脚向左开步，两腿半蹲成马步，同时两掌握拳于腰侧，大拇指在内，拳眼向上，目视前方。第二个动作，左拳向前冲出，与肩同高，拳眼向上，目视左拳。第三个动作，左臂内旋，左拳变掌，五口向下，目视左掌。第四个动作，左臂外旋，肘关节微屈，同时左掌向左缠绕，变掌心向上后，握住，大拇指在内，目视左拳。第五个动作，左拳屈肘回收至腰侧，拳眼向上，目视前方。右式动作与左视动作相同。该式一左一右为 1 次，共做 3 次，做完 3 次后，重心右移，左脚回收成并步站立，同时两拳变掌回于体侧，目视前方。

9. 第八式

背后七颠百病消：第一个动作，两脚跟提起，头上顶，动作稍停，目视前方。第二个动作，两脚根下落，轻震地面。该式一起一落为 1 次，共做 7 次。

10. 收势

第一个动作，两臂内旋向两侧摆起，与髋同高，掌心向后，目视前方。第二个动作，上动不停，两臂屈肘，两掌相交于腹部，男性左手在里，女性右手在里。第三个动作，两臂回于体侧。

（四）五禽戏

五禽戏历史悠久，其起源可以追溯到我国的远古时代，它是以形体动作为主，辅以意念配合与呼吸吐纳的导引类功法，是一套具有浓郁的民族传统文化风格特色的健身气功练习功法。本功法是模仿五种禽兽即虎、鹿、熊、猿、鸟的动作创编而成，如《庄子》说：“吹呴呼吸，吐故纳新，熊经鸟申，为寿而已矣。”

动作要领：全身放松，调匀呼吸，意气相随，动作形象。

1. 起式

两脚分开，松静站立，两臂自然下垂，目视前方，调匀呼吸，意守丹田。起式调息：配合呼吸，两手上提吸气，两手下按时呼气，两手上提至与胸同高，掌心向上，曲肘内合，转掌心向下按至腹前，速度均匀柔和、连贯，排除杂念，宁心安神。

2. 虎戏

虎戏的手形是虎爪，手掌张开，虎口撑圆，第一二指关节弯曲内扣，模仿老虎的利爪。练习虎戏时，要表现出虎的威猛气势，虎视眈眈。虎戏由虎举和虎扑两个动作组成。

3. 鹿戏

鹿戏的手形是鹿角，中指无名指弯曲，其余三指伸直张开。练习鹿戏时，要模仿鹿轻盈安闲、自由奔放的神态。鹿戏由鹿抵和鹿奔两个动作组成。

4. 熊戏

熊戏的手形是熊掌，手指弯曲，大拇指压在食指中指的指节上，虎口撑圆。熊表面上笨拙缓慢，其实内在充满了稳健、厚实的劲力。熊戏由熊运和熊晃两个动作组成。

5. 猿戏

猿戏有两个手形。猿勾：五指撮拢，曲腕。握固：大拇指压在无名指指根内侧，其余四指握拢。猿猴生性活泼，机灵敏捷，猿戏要模仿猿猴东张西望、攀树摘果的动作。猿戏由猿提和猿摘两个动作组成。

6. 鸟戏

鸟戏的手形是鸟翅，中指和无名指向下，其余三指上翘。练习鸟戏时，想象自己是湖中仙鹤，昂首挺立，伸筋拔骨，展翅翱翔。鸟戏由鸟伸和鸟飞两个动作组成。

7. 收势

引气归元：收功动作，可以调和气息。两手侧举向上，配合吸气，体前下落，配合呼气。两手侧举，掌心向上，举至头顶上方，掌心向下，沿体前自然下落。意念可随两手而行，上举时如捧气至头顶上方，下落时内行外导，身体放松，意念下行，两手在腹前划弧合拢，虎口交叉，叠于腹前，闭目静养，调匀呼吸，意守丹田。能起到和气血、通经脉、理脏腑的功效。待呼吸均匀，意念归于丹田，两眼慢慢睁开。合掌，搓手至手心发热。浴面，可重复数次。最后两掌向上，过耳后沿体前缓缓下落，两臂自然下垂，两脚并拢。通过收功，使身体舒泰安康，恢复常态。

三、不良反应及处理方法

（1）原有症状（例如疼痛）加重：这里要说明的是，正常练功时，原有病情可能会出现反复。中医认为，许多疾病的过程，就是正邪斗争及其盛衰变化的过程，练功可使身体的抗病能力提高，机体的正气抗邪斗争加剧，形成了正邪相争的局面，从而造成了局部或全身的各种病理变化，这是正常现象。临床实践证明，经过几次的反复，病情会趋于好转，最后达到痊愈。但是如果原有的病情突然加重，反应十分强烈，而且患者产生厌倦练功的现象，这就不正常了，应暂缓练功，并积极寻求医生的帮助，寻找原因。

（2）头脑昏涨，胸闷胁满：这些不适之症，主要是由于练功时没有掌握正确的呼吸方法。练功时呼吸一定与动作要配合自如，做到动作的快慢由呼吸的长短而定，否则就会产生憋气、努气现象，使全身无法放松，气就不能沉于丹田，从而造成头昏脑涨，胸闷胁满的现象。

（3）气塞气滞，内气乱窜：这主要是由于没有掌握好意气相随、以意领气的要领所致。初练功者必须在动作导引、口型和呼吸配合自如，对经络的走向有所了解的情况下，才能以意领气，但意念不能过强，要若有若无，纯任自然。如感内气乱窜，可多做调息，集中意念到涌泉穴，呼吸时要自然，做到身体放松，不良反应就会很快消失。

第三节　现代临床报道

我国传统健身功法具有悠久的历史，在漫长的发展过程中逐渐形成以中医“治未病”理论为指导，融合历代不同时期“整体观念”“阴阳”“五行”等中医文化理论，通过调节“经络”“气血”“筋骨”等达到防病养生的目的，以“动静结合，刚柔共济，天人合一”等为原则，以“拔骨伸筋，旋转屈伸，形神共养”等为特征的运动模式。据《吕氏春秋·尽数》记载：“形不动则精不流，精不流则气郁，处足则为痿。”提出“动则不衰”的理念，强调运动对于身体健康的重要性，同时指出运动量不足气血运行不畅，进而精亏骨枯诱发骨质疏松症。孙思邈云：“养性之道，常欲小劳，但莫大疲及强所不堪耳。且流水不腐，户枢不蠹，以其运动故也。”指出运动对于人体功能的发展具有积极的作用，运动可使气血经络通畅，筋肉骨骼得以濡养而减缓骨质疏松症的发生。

《中国老年骨质疏松症诊疗指南（2018）》明确指出运动可以改善机体的敏捷性、力量、姿势及平衡等，可以有效减少跌倒的风险，减少骨折的发生，同时还能增加骨密度。有研究对太极拳防治骨质疏松症进行了荟萃分析，提示长期进行规律的太极拳锻炼，可以有效预防骨质疏松症。现代研究发现，太极拳功法锻炼能够有效地改善老年女性血流动力紊乱的状态，能够通过促进经络、血运通畅来濡养筋骨进而达到防治骨质疏松症的作用。也有研究表明，长期的五禽戏功法锻炼能够显著提高绝经后女性的腰椎骨密度及血清碱性磷酸酶，由此得出，五禽戏锻炼能够有效地防治绝经后骨质疏松症。有研究对围绝经期女性进行八段锦功法的培训，结果显示参与者的腰椎及双侧股骨头的骨密度得到显著的提升，同时研究者的生活质量均得到了明显的改善。有研究表明，易筋经功法练习能够有效地防治骨质疏松症，能够显著增加患者的骨密度的同时减轻其疼痛程度，改善患者的生活质量。

健身气功具有内外合一，形神兼备的特点，在平衡阴阳的同时能够通利关节、强筋骨。其动作简单舒缓、易于老年人练习等特点使其在中老年人群中易于推广，能够有效地延缓中老年人的骨量流失及骨质疏松症发病。

第十章 骨质疏松症的保健品干预

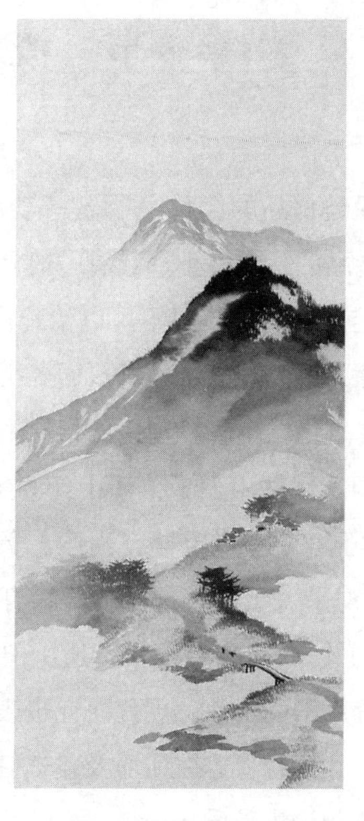

第一节　概述

保健品是保健食品的简称,《保健（功能）食品通用标准》将保健食品定义为“食品的一个种类、具有一般食品的共性，能调节人体的功能，适用于特定人群食用，但不可以治疗疾病为目的的食品”。预防骨质疏松症的保健品可以分为中药类、西药类及中西药结合类。

中药保健食品是在中医药理论的指导下研制的具有一定的保健功能的食品。在我国汉代就出现了关于中药养生的研究，如《神农本草经》中记录了可以药食同用的药材有当归、黄芪、人参、黄精、三七等;《新修本草》中记录关于养生保健的药物有 235 种，而且在书中提到了肾气和人寿命的关系;《本草纲目拾遗》中首次提出了海龙、鹿胎等药物能够起到补肾助阳的功效。现代研究也表明大量药食同源的中药可以通过温补肝肾、壮筋骨、养血活血及益气健脾等功效增加骨密度、延缓衰老，从而预防和治疗骨质疏松症。

西药类防治骨质疏松症的保健品大部分功能单一，产品剂型以胶囊剂与片剂为主，常用功能成分主要包括钙、维生素 D、氨基葡萄糖、大豆异黄酮、硫酸软骨素、总皂苷等。配方类型主要以普通食品 + 药用辅料 + 其他原料，普通食品 + 中药材 + 药用辅料 + 其他原料的类型为主。中西医结合的保健品补充原料的同时加入中药成分，疏通骨骼筋脉，对骨质疏松症具有更全面的作用。

第二节　保健品中药材的选择

我国自古就有重视养生和药食同源的传统文化，目前我国在增加骨密度功能方面的中药多达518种，主要从补肝肾、健脾、益气、活血、壮骨方便改善骨质疏松症。根据2018年国家卫生健康委员会公布的清单，我们对骨质疏松症常用的中药材总结如下。

1. 既是食品又是药品的中药材

当归、覆盆子、山药、芡实、枸杞子、茯苓、扁豆、甘草、姜黄、牡蛎、酸枣仁、肉桂、鸡内金、桃仁、赤小豆、陈皮、龙眼肉、葛根、玫瑰花、黄精、益智仁、人参、生姜、木瓜、莲子肉、薏苡仁、佛手、大枣、香橼、砂仁、小茴香、干姜、夏枯草、山楂、栀子、麦芽、黑芝麻、莱菔子、白芷、桑椹、丁香、菊花、火麻仁、阿胶等。

2. 可用于保健食品的中药材

人参、三七、女贞子、山茱萸、川牛膝、川芎、马鹿胎、马鹿茸、马鹿骨、丹参、天麻、太子参、巴戟天、北沙参、玄参、生地黄、生何首乌、白术、白芍、当归、红花、红景天、西洋参、吴茱萸、怀牛膝、杜仲、杜仲叶、沙苑子、牡丹皮、补骨脂、赤芍、远志、龟甲、制何首乌、泽兰、泽泻、金樱子、珍珠、首乌藤、香附、骨碎补、党参、淫羊藿、菟丝子、黄芪、蛤蚧、蜂胶、熟地黄、鳖甲等。

3. 保健食品禁用中药材

八角莲、八里麻、千金子、土青木香、山莨菪、川乌、广防己、马桑叶、马钱子、六角莲、天仙子、巴豆、水银、长春花、甘遂、生天南星、生半夏、生白附子、生狼毒、白降丹、石蒜、关木通、农吉痢、夹竹桃、朱砂、米壳（罂粟壳）、红升丹、红豆杉、红茴香、红粉、羊角拗、羊踯躅、丽江山慈菇、京大戟、昆明山海棠、河豚、闹羊花、青娘虫、鱼藤、洋地黄、洋金花、牵牛子、砒石（白砒、红砒、砒霜）、草乌、香加皮（杠柳皮）、骆驼蓬、鬼臼、莽草、铁棒槌、铃兰、雪上一枝蒿、黄花夹竹桃、斑蝥、硫磺、雄黄、雷公藤、颠茄、藜芦、蟾酥。

第三节 保健品举隅

一、中药类保健品

中药是具有广泛生物活性的医药产品的重要来源，而其中的多糖类、黄酮类、异黄酮类、多酚类等物质都具有预防治疗骨质疏松症的潜力，其化合物可以用作骨保护剂。多糖是植物中最主要的活性成分之一，目前研究发现多糖的主要功能有降血糖、降血脂、抗病毒、抗炎、抗骨质疏松等，中药中的多糖类主要有淫羊藿多糖、肉苁蓉多糖、牛膝多糖、防风多糖、巴戟天多糖、黄芪多糖、黄精多糖、枸杞多糖等；黄酮类化合物广泛存在于自然界中，具有多种生理活性和药理作用。研究表明黄酮类化合物可以通过抑制破骨细胞刺激因子活性、提高血清雌二醇水平，改善骨微环境来缓解骨质疏松症，如桑白皮总黄酮、杜仲黄酮、葛根素、葛根总异黄酮等。另外还有当归挥发油的主要成分藁本内酯，补骨脂素、蛇床子素的主要成分香豆素，均具有抗骨质疏松的作用。

二、西药类保健品

（一）钙片

钙是骨骼的主要成分，正常的钙平衡对维持均衡的骨代谢及预防和治疗骨质疏松症至关重要。对于钙摄入不足或缺乏的人群，循环钙离子浓度的轻微降低会促进甲状旁腺激素的释放，骨转换率增加，造成骨质流失，增加骨质疏松症的发生风险。钙摄入不足的患者，补充钙剂可以预防骨质疏松症及其相关的脆性骨折。此外，钙还具有调节肌细胞内肌球蛋白纤维的伸缩及线粒体代谢的作用，因此钙对肌肉生理以及骨骼与肌肉的相互作用都是至关重要的。根据居民膳食营养素摄入量推荐，成人每日钙摄入量为 800mg（元素钙），50 岁及以上人群每日钙摄入量为 1000~1200mg。我国两次大型营养调查都显示居民每日由食物摄入的元素钙含量约 400mg，还需额外补充元素钙 600mg 左右。在条件允许的情况下，应尽量通过饮食摄入足够的钙，不足的部分可以通过钙剂补充。对正在接受抗骨质疏松药物治疗的患者，建议每日补充元素钙 1000mg。

（二）维生素 D

维生素 D 是人体必需的一种脂溶性维生素，属于类固醇衍生物，包括 5 种化合物，其中与健康关系较为密切的是维生素 D_2（麦角钙化醇）和维生素 D_3（胆钙化醇）；而血清 25- 羟基维生素 D 缺乏与骨密度减低有关，是脆性骨折的危险因素。阳光照射可促进皮肤 1,25- 双羟基维生素D的生成，对高海拔及长期低度缺氧状下所致的骨量丢失，可通过每日30~60分钟的日光照射进行一定弥补。维生素D缺乏不仅会影响钙的摄入从而影响骨转换代谢，也可以直接作用于骨细胞和骨骼肌细胞，最终造成骨代谢失衡、骨质疏松，增加跌倒和骨折风险。维生素D对钙的吸收具有决定性作用，补充钙剂的同时建议维持体内适宜的维生素D水平。

（三）骨胶原

各类骨胶原包括鹿骨胶原蛋白、鹿角脱盘胶原蛋白、鱼骨胶原、牛骨胶原肽、牦牛骨胶原蛋白肽、驴胶原蛋白肽、羊骨胶原肽、禽类骨胶原蛋白及其肽类，对各类骨质疏松症包括老年性骨质疏松症、女性绝经后骨质疏松症、糖皮质激素相关性骨质疏松症、糖尿病相关性骨质疏松症均有一定防治作用。

目前大部分骨胶原类保健品主要功效成分均非单纯骨胶原，大多不同程度上含有碳酸钙、维生素D、氨基葡萄糖、软骨素、蛋白粉、酪蛋白磷酸肽、大豆异黄酮、中药提取物等混合成分。

（四）氨基葡萄糖

葡萄糖胺几乎存在于所有人体组织（包括软骨）中，其可刺激和促进软骨的合成，也是关节中蛋白多糖产生的重要物质基础。硫酸氨基葡萄糖胶囊的使用，可帮助患者刺激生理蛋白多糖的合成，促进软骨细胞形成，控制软骨糖胺聚糖和蛋白多糖合成，能够有效保护和修复软骨基质，并在一定程度上改善骨密度。

（五）软骨素

硫酸软骨素可直接补充软骨的基质成分，减少软骨成分的降解，促进软骨细胞的代谢，恢复软骨细胞基质分泌功能，抑制关节内多种胶原酶的活性，促进成骨细胞的增生和新骨形成，加速骨愈合的过程，从而达到增加骨密度的目的。

（六）大豆异黄酮

大豆异黄酮是一类植物雌激素，主要有金雀异黄素和大豆苷原两种，其结构与雌激素相似，故能够与雌激素受体结合，从而表现出两种重要的生物学活性：雌激素活性和抗雌激素活性。目前，外源性雌激素抑制骨吸收，降低骨钙的丢失，可阻止绝经后妇女骨量丢失的机制已得到证实。雌激素补充疗法还可以保持腰椎、髋部、四肢等的骨量，可降低全身各部位骨折发生风险。

（七）酪蛋白磷酸肽

酪蛋白磷酸肽是用胰酶或胰蛋白酶水解的酪蛋白，经过精制、纯化制成，以牛乳酪蛋白为原料，通过生物技术制得的具有生物活性的多肽，可用于各种营养、保健食品中，能有效促进人体对钙、铁、锌等二价矿物营养素的吸收和利用。研究表明酪蛋白磷酸肽的核心部位（磷酸丝氨酸簇）在弱碱性的条件下，能有效地与钙形成可溶性复合物，抑制不溶性钙沉淀的生成，从而促进小肠对钙的吸收，同时也以同样的方式促进锌、铁等其他微量元素的吸收，被誉为“矿物质载体”。随着钙强化剂的推广应用，国外已将酪蛋白磷酸肽广泛应用于钙强化乳制品、营养补充剂中。

三、中西药结合类保健品

增加骨密度的保健食品大部分为复合品，部分以西药如钙剂、维生素 D、骨胶原、氨基葡萄糖、硫酸软骨素、大豆异黄酮为主要原料的复合制剂中不同程度地添加有淫羊藿提取物、骨碎补提取物、鹿骨粉、鹿茸粉、丹参提取物等中药材或中药提取物；而主要原料为中药或以中药提取物为主要成分的产品中，主要原料亦不同程度地含有碳酸钙、D-氨基葡萄糖盐酸盐、胶原蛋白、硫酸软骨素、大豆异黄酮，维生素 A、维生素 C、维生素 D_2 或维生素 D_3、维生素 K、酪蛋白磷酸肽等。甚至大部分以中药或中药提取物为主要原料的保健食品中，其主要功效成分为钙、氨基葡萄糖、大豆异黄酮、硫酸软骨素等西药类物质。

第十一章 骨质疏松症的中医食疗干预

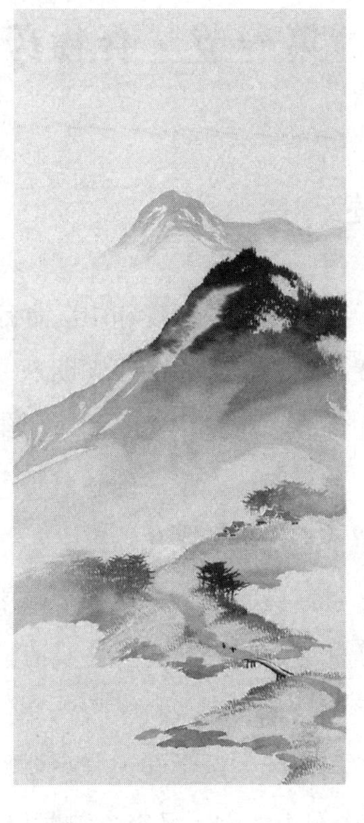

第一节　食物药膳选择

一、概述

药膳发源于我国传统的饮食和中医食疗文化，既是我国医药学宝库的瑰宝，又是我国菜肴宝库中的一颗明珠。因此，它具有食物营养和药物治疗的双重作用。药膳是中医学的重要组成部分，是中华民族历经数千年不断探索、积累而逐渐形成的独具特色的一门临床实用学科，是中华民族祖先遗留下来宝贵的文化遗产。

药膳即药材与食材的结合，是在中医学、烹饪学和营养学理论指导下，严格按药膳配方，将中药与某些具有药用价值的食物相配，采用我国独特的饮食烹调技术和现代科学方法制作而成的色、香、味俱全的美味食品。它是中国传统的医学知识与烹调经验相结合的产物。它“寓医于食”，既将药物作为食物，又将食物赋以药用，药借食力，食助药威，二者相辅相成，相得益彰；既具有较高的营养价值，又可防病治病、保健强身、延年益寿。

几千年来，中医学就十分重视饮食调养与健康长寿的关系，饮食调养包括食疗（即用饮食调理从而达到养生防病治病作用）以及药膳（即用食物与药物配伍制成膳食达到养生防治疾病的作用)。中医学在长期的医疗实践中积累了宝贵的药膳食疗保健经验，形成了独特的理论体系，因而药膳学是中医学的重要组成部分。积极推行中医药膳食疗保健，不仅为中国人民的健康长寿做出了重要贡献，而且对于促进世界卫生医学保健的发展，也具有深远意义。

中医对药膳的应用，是根据中医的藏象学说、经络学说和不同人的体质、天时地理之异，以及导致疾病的病因、病理，疾病所表现的症状，乃至中医的治疗原则等理论进行辨证施膳的。它的特点有以下几方面。

（一）辨证论治施膳

辨证论治是施药膳的重要特点。依据中医理论学说，对每一个病都应做到“组药有方，方必依法，定法有理，理必有据”。不仅用药如此，在食物的选择上也是如此，必须在辨证的基础上，采取相应的治疗方法，选药组方或选食配膳，才能取得预期的效果。例如，患者出现精神困倦，四肢软弱，神疲乏力，气短懒言，头昏自汗，食欲不振，胃腹隐痛，便溏腹泻，舌质淡，舌苔白，脉缓无力等证候，中医辨证为脾虚气弱证，要选用健脾益气药膳。健脾益气药膳选用的中药有党参、白术、山药、大枣、茯苓、薏苡仁、莲子、芡实之类。食用的药膳有参枣米饭、山药汤圆、茯苓包子、益脾饼、大枣粥等。

由于不同季节，人们服用的药膳也不相同。药膳学有四季五补之说，“春夏养阳，秋冬养阴”。除四季对人体的影响外，还有地理、环境、生活习惯的不同，都不同程度地影响着人们的生理、病理，因而必须辨证施膳。

（二）药膳是保养脾胃的佳品

脾胃在人体内起着重要的作用。《素问·灵兰秘典论》说：“脾胃者，仓廪之官，五味出焉。”脾胃是消化食物之器官，因而用药膳保养脾胃，是极其重要的。脾和胃均属土，脾为阴土，胃为阳土；脾主运化，胃主受纳；脾气主升，胃气主降。由于脾胃的作用，人体得以益气生血，使身体健康长寿。《素问·太阴阳明论》说：“脾者，土也。治中央。常以四时长四脏，各十八日寄治，不得独立于时也。”这里明确指出，脾是不独立于一时令的，它是分立于四季，转输水谷之精气。所以，古人有“补土派”的专门学说。

药膳的应用重点即是滋补脾胃。《素问·脏气法时论》说：“毒药攻邪，五谷为养，五果为助，五畜为益，五菜为充，气味合而服之，以补精益气。”我们的祖先早就认识到用“谷、畜、果、菜”相配合，来调养身体。治疗脾胃的药膳是很多的，如参枣米饭、山药面、淮药泥、白茯苓粥、小米粥、大枣粥，都是健脾益气药膳，常服健体益寿。

（三）重视药膳性味与五脏的特定关系

药膳是用药物与食物烹制而成的，因此，药膳是具有四气五味的。不同的药膳，具有寒、热、温、凉四种不同的性质。古人治病的原则是“寒者热之，热者寒之”。即热病要用寒药，寒病要用热药。使用药膳也是这个原则，寒病用热性药膳，热病用寒性药膳。如夏天遇到温热疫毒，则可选用双花饮、绿豆粥等药膳。冬季对于出现寒证的患者，可选用当归生姜羊肉汤、龙马童子鸡等药膳。

中医学的五味，是指酸、苦、甘、辛、咸五种味，药膳亦具有五味。《素问·至真要大论》说：“辛甘发散为阳，酸苦涌泄为阴，咸味涌泄为阴，淡味渗泄为阳。”这里说明辛、甘、淡味为阳，酸、苦、咸为阴。《素问·脏气法时论》说：“辛酸甘苦咸，各有所利，或散、或收，或缓、或急，或坚、或软，四时五脏，病随五味所宜也。”也就是说，辛味具有宣、散、行气血的作用。如对气血阻滞、肾燥等病，可选用葱白粥、姜糖饮、萝卜饮等药膳。甘味起到补益、和中、缓急的作用，如对脾胃气虚、胃阳不足等病。可选用红枣粥、糯米红糖粥等药膳。酸味具有收敛、固涩作用。遇有气虚、阳虚不摄而致的多汗症、泄泻不止、尿频、遗精等病，可选用五味饮、乌梅粥等药膳。苦味具有泄、燥、坚的作用。遇有热证、湿证、气逆等病，可选用凉拌苦瓜、苦瓜粥等药膳。咸味具有软坚、散结、泻下等作用。遇有热结、痰核、瘰疬等病，可选用猪肾粥、黄芪蒸乳鸽、龙马童子鸡等药膳。从上可以看出，四气五味与患者的疾病性质是密切相关的。

随着社会人口的老龄化，骨质疏松症的发病率正日益上升，成为严重影响我国老年人健康的重要疾病。早在 1989 年世界卫生组织就明确提出骨质疏松症治疗的三大原则：补钙、饮食调节和运动疗法。

1992 年北京国际骨质疏松症会议再次肯定了这三大防治措施，其中饮食调节被认为是防治骨质疏松症的重要方法。中医食疗是中医学的特色疗法之一，在我国有着悠久历史并积累了丰富经验。其认为药食同源、药食同功、药食同理。食物与药物一样都能表现出相同的性味，具有相同的作用机制和同样的功效。在骨质疏松症的治疗中配合中医食疗药膳，收效良好。

二、辨证药膳举隅

目前临床上对骨质疏松症多采用药物来进行防治，但由于现今临床常用的单种抗骨质疏松药多只能作用于骨重建的某一环节，所以一般都需要多药联用，不仅价格昂贵，而且服药数量众多，给患者造成一定的负担，因而非药物疗法开始逐渐得到重视和肯定。其中中医食疗有悠久的历史，认为食物除了具有营养价值外，还各具药物价值，可以用来防治多种疾病。历代本草均有相关记载，内容丰富，诸如山药健脾胃，益肝肾，补虚强体，固肾益精；红枣补脾和胃，益气生津；芝麻润燥滑肠，补肝益肾；龙眼开胃益脾，补气血；核桃仁补肾固精，益气养血；韭菜温中行气，固肾精，壮肾阳；豆米补中益气，健脾和胃等。此外，可佐以用于食疗的常用中药有：黄芪补气血，补肾益精；丁香温中补肾助阳；当归补血活血；肉苁蓉补肾壮阳，益精养血；枸杞子补肾益精，养肝明目。骨质疏松症常见类型的食疗药膳大体如下。

（一）肝肾亏虚型

症见腰背酸痛，双膝酸软，不能久立，或见足跟疼痛，或自发性骨折，或伴眩晕耳鸣，或兼见五心烦热、口燥舌干，舌质红少苔，脉细数。

1. 枸杞羊肾粥

［材料］枸杞子 15g，肉苁蓉 10g，羊肾 1 只，粳米 50g。

［做法］将羊肾剖开，去内筋膜，切碎，同枸杞子、粳米、肉苁蓉放入锅内，加水适量，文火煎煮，待粥将熟时，加入食盐调味。此为 1 日量，分早、晚两次服食（下同）。

［功效］补益肝肾，填精壮骨。

2. 桑椹牛骨汤

［材料］桑椹 25g，牛骨 250g~500g。

［做法］将桑椹洗净，加酒、糖少许蒸制。另将牛骨置深锅中，水煮，开锅后撇去面上浮沫，加姜、葱再煮。见牛骨发白时，表明牛骨中的钙、磷、骨胶等已溶解到汤中，随即捞出牛骨，加入已蒸制的桑椹子，开锅后再去浮沫，调味后即可食用。

［功效］滋阴补血，益肾强筋。

3. 首乌粥

［材料］大米（或小米）100g，何首乌 20g（布包），榛子仁 10g。

［做法］将上三味加水 1500ml 煮粥，去何首乌，每晚服 1 次。

［功效］补益肝肾，滋阴壮骨。

4. 桑椹杞子米饭

［材料］桑椹、枸杞子各 15g，粳米 100g，白糖 20g。

［做法］取桑椹、枸杞子、粳米淘洗干净，放入锅中，加水适量并加入白糖，文火煎煮焖成米饭。

［功效］滋阴补肾壮骨。

5. 猪肾煮核桃

［材料］猪肾 2 个（切块），核桃肉 50g，黑豆 100g。

［做法］上三味加水约 3000ml，加调味品同煮至熟烂，分早晚 2 次服食。

［功效］补肾壮骨强筋。

（二）脾肾两虚型

症见腰酸腿痛，肢倦乏力，畏寒怯冷，或伴浮肿，食欲不振，腹胀，舌胖苔白，脉虚软无力。

1. 核桃补肾粥

［材料］核桃仁、粳米各 30g，莲子、山药、黑眉豆各 15g，巴戟天 10g，锁阳 6g。

［做法］将上述用料洗净，黑眉豆可先行泡软，莲子去芯，核桃仁捣碎，巴戟天与锁阳用纱布包裹，同入深锅中，加水煮至米烂粥成，捞出巴戟天、锁阳药包，调味咸甜不拘，酌量服食。

［功效］补肾壮阳，健脾益气。

2. 鱼鳔五子汤

［材料］鱼鳔 15g，沙苑子、菟丝子、五味子、枸杞子、韭菜子各

10g，食盐适量。

［做法］将鱼鳔发开洗净，余药布包，放锅中，加水同煮至鱼鳔熟后去药包，入食盐调味即可。

［功效］补肾壮骨。

3. 杜仲山药粥

［材料］鲜山药 50g，杜仲、续断各 10g，糯米 50g。

［做法］先煎续断、杜仲，去渣取汁，后入糯米及捣碎的山药，共煮为粥。

［功效］温补脾肾，强壮筋骨。

4. 山药羊肉粥

［材料］鲜山药 50g，羊肉 200g，糯米 50g。

［做法］将羊肉、山药洗净，同入砂锅，加水适量，熟入粳米，煮成粥。

［功效］暖脾益肾。

5. 当归羊肉汤

［材料］当归 30g，生姜 15g，羊肉 150g。

［做法］先把全部食料放入锅中，然后加入适量的水，最后用小火煮至羊肉熟烂为止。

［功效］温脾壮肾阳。

（三）肾阳虚弱型

症见腰膝冷痛、酸软、五更泄泻和手足欠温。男性患者可能会出现阳痿早泄、精冷不育等现象，而女性患者可能会出现腰腹冷痛，手脚冰凉等表现。舌质淡胖，苔白水泛，脉滑。

1. 枸杞羊肉汤

［材料］羊肉 90g，淫羊藿 9g，枸杞子 15g。

［做法］先把羊肉洗净、切成块备用；把淫羊藿、枸杞子等中药材洗干净，然后跟着羊肉一起放入锅中，接着倒入适量的水，以小火煮约 2 个小时，等羊肉熟烂后即可调味食用。

［功效］补肾壮阳。

2. 仙茅炖肉汤

［材料］仙茅、金樱子各 15g，肉适量（不宜用牛肉）。

［做法］将仙茅、金樱子洗净捣碎布包，与肉同炖 1~2 小时。食肉喝汤，每日 2 次。

［功效］补肾壮阳。

3. 蚕蛹炖棒骨

［材料］蚕蛹 200g，牛棒骨 500g，肉苁蓉 20g，料酒、精盐、姜、葱各适量。

［做法］将肉苁蓉洗净切片，蚕蛹洗净，牛棒骨洗净打破，姜切片，葱切段；将牛棒骨、蚕蛹、肉苁蓉、葱、姜、料酒放入砂锅内，加水适量，用武火煮沸，再用文火炖煮半小时后，放盐、味精调好口味即成。佐餐食用。

［功效］补骨壮骨，祛风湿，助阳气。

（四）肝肾阴虚型

症见腰膝酸软，神疲乏力，头晕目眩，耳鸣健忘，失眠多梦，胁肋疼痛，咽干口燥，五心烦热，颧红盗汗。舌红少苔，脉细数。

1. 淮杞甲鱼汤

［材料］山药 15g，枸杞子 10g，骨碎补 15g，甲鱼 1 只，姜片、精盐、料酒各适量。

［做法］将甲鱼在热水中宰杀，剖开洗净，去内脏备用；将山药、枸杞子、骨碎补 起放入纱布袋中扎口，与甲鱼同放入砂锅中，加清水适量，文火炖熟；加姜片、精盐、料酒，煮至甲鱼熟烂，加调料即成。

［功效］滋阴补肾，健脾益气。

2. 猪肉枸杞汤

［材料］枸杞子 15g，猪肉适量。

［做法］分别洗净，猪肉切片，加水共煮汤食用。

［功效］滋阴壮肾阳。

3. 乌豆猪骨汤

［材料］乌豆 150g，猪筒骨 300g 或猪排骨 150g。

［做法］同入砂锅中，文火炖煮至豆烂熟，调味即可。随量服用，每周 3 次，6 次为 1 个疗程，共 6 个疗程。

［功效］滋肾壮骨。

4. 定风酒（《随息居饮食谱》）

［材料］麦冬、天冬各 50g，生地黄、熟地黄、牛膝、川芎、秦艽、五加皮各 25g，川桂枝 15g，白酒 10L。红糖 500g，白蜂蜜、陈米醋各 500ml，豆腐皮适量。

［做法］上药装入绢袋内，扎紧，备用。将白酒 10L 装入瓷瓶（罐）内，再放入白蜂蜜、红糖和陈米醋，搅匀，然后放入药包，用豆腐皮封口，压上大砖。隔水蒸煮 3 小时，瓷瓶（罐）要大，以免酒沸溢出，取

出埋土中 7 天即成，酌量饮用。

［功效］滋养肝肾，滋阴养血息风，强筋壮骨。

三、骨质疏松症患者的食疗

1. 海带和虾皮

海带和虾皮是高钙海产品，并且它们还能够降低血脂，预防动脉硬化。海带与肉类同煮或是煮熟后凉拌，都是不错的美食。虾皮中含钙量更高，每 25g 虾皮就含有 500mg 钙，用虾皮做汤或做馅都是日常补钙的较好选择。

2. 牛奶

500ml 牛奶含钙 300mg，还含有多种氨基酸、乳酸、矿物质及维生素，促进钙的消化和吸收。而且牛奶中的钙质更易被人体吸收，因此，牛奶应该作为日常补钙的主要食品。奶类制品如酸奶、奶酪、奶片，都是良好的钙来源。

3. 豆制品

大豆是高蛋白食物，含钙量也很高。500ml 豆浆含钙 120mg，150g 豆腐含钙量高达 500mg，其他豆制品也是补钙的良品。

4. 蔬菜

蔬菜中也有许多高钙的品种。雪里蕻 100g 含钙 230mg；小白菜、油菜、茴香、芫荽、芹菜等每 100g 钙含量也在 150mg 左右。建议日常多食用含钙量高的蔬菜。

四、骨质疏松症患者的饮食禁忌

1. 不宜多吃糖

糖会影响钙质的吸收，间接地导致骨质疏松症。

2. 不宜过多摄入蛋白质

过多摄入蛋白质会造成钙的流失，故应适量摄入蛋白质。

3. 不宜吃得过咸

吃盐过多，也会增加钙的流失，会使骨质疏松症症状加重。实验发现，每日摄取盐量为0.5g，尿中钙量不变，若增加至5g，则尿中钙量显著增加。

4. 不宜喝咖啡

嗜好喝咖啡者较不喝咖啡者更易流失钙，故骨质疏松患者应控制咖啡摄入量。

5. 不宜饮浓茶

浓茶会导致钙的流失，也会影响胃酸分泌，从而导致胃肠疾患，而这些都会加重骨量的丢失，骨钙质的流失，所以不建议骨质疏松症重症患者饮用浓茶以及碳酸饮料等饮品。

6. 不宜用各种利尿药、抗癫痫药、甲状旁腺激素、肾上腺皮质激素类药物

这些药物可直接或间接影响维生素D的活化，加快钙盐的排泄，

妨碍钙盐在骨内沉淀。因此，骨质疏松症患者必须在医生指导下服用上述药物。

第二节 茶饮疗法

一、概述

茶是一种起源于中国的由茶树植物叶或芽制作的饮品。也泛指可用于泡茶的常绿灌木茶树的叶子，以及用这些叶子泡制的饮料，后来引申为所有用植物花、叶、种子、根泡制的草本茶。茶的作用极其广泛，主要表现在清心除烦提神，清热解毒，消食化痰，解酒解毒，生津止渴等等，有人称其为“健康之液，灵魂之饮”。

骨质疏松症是一种退行性的骨骼疾病，特点是低骨量（骨量减少）和骨组织中微体系结构的破坏，导致骨质强度的降低和结构恶化的增加，最终会导致骨折。研究表明饮茶对老年人而言，在减少骨质流失和降低骨质疏松症的危险性方面起着很好的作用。茶多酚在增强成骨的生成和抑制破骨细胞生成方面起着正向作用。

经常饮茶，可以有助于补充氟的不足，在多种茶叶中，我国的乌龙茶和绿茶含氟和硒的含量最高，预防骨质疏松症的效果，也优于其他茶叶，可以适量饮用。普洱茶、红茶也能够促进骨细胞的生成，抑制破骨细胞，提高骨密度。饮茶浓度宜清淡，喝茶太浓会加重骨质疏松症，茶叶中的咖啡因可以抑制钙在消化道的吸收，并增加尿中钙的排出，诱发骨钙的流失，因此，茶并非导致骨质疏松的直接凶手，不良的饮茶习惯才会加速骨质疏松。从饮食健康角度出发，建议每日饮茶的茶叶量控制在 5~10g。

二、茶饮举隅

除外传统的乌龙茶、绿茶、普洱茶、红茶之外，中药饮片煎汤代茶饮亦对防治骨质疏松症有良好效果。

1. 沙苑子茶

［材料］沙苑子 10g。

［做法］沙苑子洗净捣碎，用沸水冲泡，代茶饮。

［功效］补肾强腰。

2. 二子延年茶

［材料］枸杞子、五味子各 6g，白糖适量。

［做法］将枸杞子、五味子捣烂，加白糖适量，用开水冲泡，不拘时代茶徐饮。

［功效］补虚滋阴。

3. 马尾草茶

［材料］马尾草适量。

［做法］将马尾草清洗干净，小火煮 10~15 分钟，过滤后随饮。

［功效］补钙抗炎。

4. 益气补肾茶

［材料］黄芪 6g，枸杞 6g，淫羊藿 3g。

［做法］放入开水冲泡随饮，致水无色无味。

［功效］益气补肾。

第十二章 赵荣教授中医药干预骨质疏松症验案

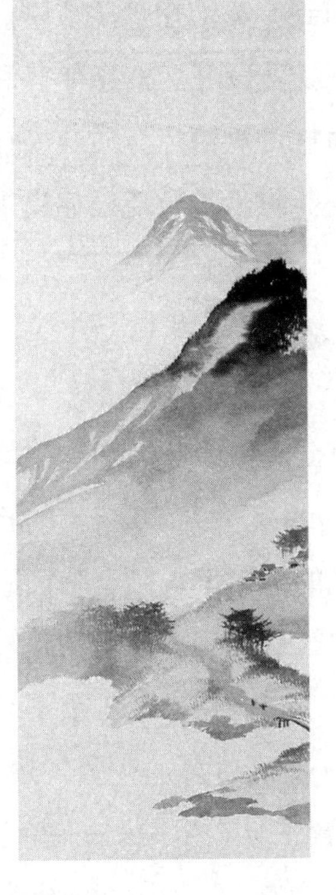

针灸防治骨质疏松症具有安全、稳定、自然、绿色、无毒副作用的特点，且具备良好止痛作用和整体调节机体功能的优势。针灸防治骨质疏松症不仅仅局限于使用常规的针刺与灸法，穴位埋线、穴位注射、拔罐等方法也都被运用到针灸治疗骨质疏松症中，且疗效良好。赵荣教授致力于针灸防治骨质疏松症已 20 余年，积累了大量丰富的临床经验。本章总结赵荣教授通过针灸治疗骨质疏松症的经典针法、学术思想和临证经验，以期为中医药防治骨质疏松症提供思路。

一、理论基础

整体调节针法由云南中医药大学赵荣教授提出。赵荣教授对骨质疏松症的研究开始于 1999 年，在 20 余年的相关针灸防治原发性骨质疏松症的实验和临床研究的基础上，结合临证经验建立了“整体调节针法”。针灸的运用是基于中医基础理论与经络腧穴学等传统中医知识体系开展的。《素问·长刺节论》：“病在骨，骨重不举，骨髓酸痛……名曰骨痹。”《素问·痿论》：“肾主身之骨髓……肾气热，则腰脊不举，骨枯而髓减，发为骨痿。”基于“肾主骨、生髓”的基础理论，当天癸衰竭，肾精亏虚，骨枯髓减，充养乏源，骨失所养，则发为“骨痹”“骨痿”，因此肾虚是骨质疏松症发病的核心病机及根本所在。《素问·痿论》：“脾主身之肌肉。”《医宗必读·痿》：“阳明虚则血气少，不能润养宗筋，故弛纵，宗筋纵则带脉不能收引，故足痿不用。”脾主腐熟水谷，运化精微，上输于肺，下归于肾。先天之精有赖后天水谷精微的不断充养，以滋养骨骼。脾健则四肢强劲有力。若脾虚不健，运化乏力，势必精亏髓空，骨骼失养，导致骨质疏松症。因此，脾虚也是骨质疏松症的重要病机。同时《灵枢·本脏》曰：“血和则经脉流行，营复阴阳，筋骨劲强，关节清利矣。”说明气血充盈对强健骨骼的重要性。清代医家唐容川指出：“瘀血在经络脏腑之间，则周身作痛，以其堵塞气之往来，故滞障而痛，所谓痛则不通也。”这与临床上骨质疏松症的常见症状以骨、关节疼痛为主相符。根据“不通则痛”的中医理论，血瘀亦是疼痛的主要病机。赵荣教授认为，骨质疏松症的发生是多种因素导致的，因此，针对该病进行综合性的整体治疗是关键。

“整体调节针法”结合骨质疏松症肾亏、脾虚、血瘀的主要病因病机，针对骨质疏松症是全身的、系统的、涉及多环节复杂的病理改变，将针法、灸法、罐法有机结合起来，通过刺激皮部、经脉、络脉等经络系统，充分发挥针灸的整体调节作用。通过多途径治疗骨质疏松症，改善临床症状，提高患者生存质量。

二、操作

1. 温针灸

（1）针灸处方

主穴：大杼、肾俞、足三里。

配穴：肝肾阴虚证配肝俞、太溪；脾肾阳虚证配脾俞、命门；肾虚血瘀证配膈俞、三阴交。

（2）具体操作：施术医生按照标准进行手部及针刺部位的消毒后，令患者俯卧于治疗床上，暴露背部及下肢，医生查看患者皮肤有无破损等情况，在皮肤表面取穴定位，所有腧穴均采用指切进针法。患者施术得气后（患者可感到酸麻胀重的感觉），在膈俞、肝俞、三阴交采用捻转泻法（捻转幅度大，用力重，频率快，操作时间长，结合拇指向后、食指向前）；其他腧穴采用捻转补法（捻转幅度小，用力轻，频率慢，操作时间短，结合拇指向前、食指向后）。肾俞、足三里、命门得气后进行温针灸，将纸片垫于穴位下方，将预先切好的约 2cm 长的清艾条插于针柄，保证艾条不会脱落，用打火机从靠近针根端点燃，留针 20

分钟。治疗期间密切观察，以防艾条脱落后烫伤患者。

（3）针刺处方方义：整体调节针法以大杼、肾俞、足三里为主穴，采用捻转补法行针。其中，大杼具有强壮骨的特异性作用，是特定穴八会穴中的骨会，具有强骨作用；肾俞具有补肾的特异性作用，是特定穴中的背俞穴，是肾脏之气直接输注于背腰部的腧穴，能够通过直接调整肾脏之气而起到补肾的作用，由于“肾主骨”，肾气充足则骨强壮；足三里具有补益的特异性作用，是强壮要穴之一，为胃的下合穴，能够通过补益后天脾胃生化之源以达到健脾的作用，由于“脾主肌肉”，脾运化正常则肌肉强壮。三穴配合起到健脾益肾强骨的功效。肝俞调补肝血，太溪滋补肾阴，可治疗肝肾阴虚证骨痿；脾俞健脾、命门补肾阳可治疗脾肾阳虚证骨痿；膈俞活血化瘀，三阴交为肝、脾、肾三经交会穴，具有补肾健脾调肝之功，两者相合，起到活血化瘀之效，可治疗肾虚血瘀型骨痿。

2. 走罐治疗

首先将患者腰背部均匀涂抹上润肤的精油或凡士林，选择大小合适的玻璃罐沿患者腰背部膀胱经第一侧线（后正中线旁开 1.5 寸）走行，以患者能耐受的力度反复走罐，以皮肤潮红、充血为度。

3. 七星针治疗

严格进行手部及穴位消毒后，用七星针沿膀胱经背部第一侧线叩刺。肾虚血瘀证采用中刺激手法，局部皮肤以发红、个别部位有血点，患者稍有疼痛感为度，其余证型采用轻刺激手法，以皮肤略有潮红，患者无明显疼痛感为度。

4. 留罐治疗

分别于大杼、肾俞或患者腰背部选择一处疼痛剧烈的部位留罐

8~10 分钟。治疗后嘱患者 24 小时内避免沐浴。

5. 疗程：每周治疗 2~3 次，3 个月为 1 个疗程。

三、临床典型病例

【案例 1】周某，女，67 岁，云南省昆明市人，2015 年 11 月 8 日初诊。

主诉：腰背酸痛 10 余年，加重半月余。

病史：患者 10 余年来反复出现腰背部酸痛，症状时轻时重，近 3 年来疼痛程度加重，疼痛时间持续变长。劳累及活动后，下肢酸软无力加重。未监测骨密度，长期服用钙尔奇（碳酸钙 D_3 片）。半个月前，患者腰背酸痛症状无明显诱因加重，休息、自行贴膏药后仍不能缓解，伴夜间盗汗、心烦、口干、失眠，严重时彻夜不能入睡；饮食正常，大便难解，小便正常。X 线片及腰椎 CT 检查示：①腰椎轻度骨质增生；②轻度骨质疏松症。

查体：腰背部疼痛部位主要集中于第 2~4 腰椎棘突旁开处，疼痛以酸痛为主，直腿抬高试验（±），加强实验（–），生存质量量表计分：69 分。舌红苔薄白，脉细尺脉沉。

诊断：骨痿（肝肾阴虚证）。

治疗：取风府、大杼、肾俞、足三里、命门、肝俞、太溪、复溜，采用提插及捻转补法，在肾俞、足三里进行温针灸，留针 20 分钟，起针后，用七星针叩刺膀胱经背部第一侧线，然后沿该线路进行走罐，最后于肾俞及大杼处留罐 10 分钟。

针灸治疗结束，患者当即表示酸痛程度较前减轻。当天夜间入睡困难较前改善，但仍有睡眠较浅。医患配合，坚持治疗 3 个月后，患者腰背酸痛症状基本消失，劳累及活动后，下肢酸软无力较前明显缓解。睡眠时长及睡眠治疗较前明显改善，再次评估患者生存质量，得分 40 分。

半年后随访，患者诉腰背酸痛等症状未再复发。

【案例2】刘某，女，53岁，云南省昭通人，2021年8月16日初诊。

主诉：腰脊部刺痛伴双下肢酸软2个月余。

病史：患者2个月前体力活动后未及时调整休息，逐渐出现腰背酸胀痛，自行贴敷膏药后，酸胀痛未得到明显缓解，疼痛逐渐转为刺痛，夜间加重，疼痛按之不缓解；伴双下肢感酸软无力，久坐久站后加重；饮食尚可，眠差易醒，二便调。腰椎CT等相关检查示：腰椎退行性改变；骨密度检查示：低骨量。

查体：第3~5腰椎棘突旁开处按压疼痛，疼痛以刺痛为主，按压不缓解，直腿抬高试验（±），加强实验（-），生存质量量表计分：59分。舌黯红有瘀点，苔薄白，脉细弦。

诊断：骨痿（肾虚血瘀证）。

治疗：取风府、大杼、肾俞、足三里、命门、太溪、膈俞、三阴交，采用提插及捻转补法，在肾俞、足三里进行温针灸，留针20分钟，起针后，用七星针叩刺膀胱经背部第一侧线，以皮肤中度潮红为度，最后于肾俞及膈俞处留罐10分钟。3次针灸治疗后，患者表示刺痛程度较前减轻，但劳累行走后仍有下肢酸软无力症状。医患配合，配伍中药补肾活血汤加减服用，坚持治疗1个月后，患者腰脊部刺痛及双下肢酸软无力症状较前明显缓解。再次评估患者生存质量，得分41分。半年后随访，患者诉腰脊部刺痛及双下肢酸软等症状未再复发。

参考文献

[1] 中华医学会骨科学分会骨质疏松学组. 骨质疏松性骨折诊疗指南[J]. 中华骨科杂志, 2017, 37(1): 1–10.

[2] 周劲松. 中国人骨质疏松症诊断标准专家共识(第三稿·2014版)[J]. 中国骨质疏松杂志, 2014, 20(9): 1007–1010.

[3]《中国老年骨质疏松症诊疗指南》(2018)工作组, 中国老年学和老年医学学会骨质疏松分会. 中国老年骨质疏松症诊疗指南(2018)[J]. 中国骨质疏松杂志, 2018, 24(12): 1541–1567.

[4] 程晓光, 袁慧书, 程敬亮, 等. 骨质疏松的影像学与骨密度诊断专家共识[J]. 中国骨与关节杂志, 2020, 9(9): 666–673.

[5] 李宁, 李新萍, 杨明辉, 等. 老年髋部骨折的骨质疏松症诊疗专家共识[J]. 中华骨与关节外科杂志, 2021, 14(8): 657–663.

[6] 葛继荣, 王和鸣, 郑洪新, 等. 中医药防治原发性骨质疏松症专家共识(2020)[J]. 中国骨质疏松杂志, 2020, 26(12): 1717–1725.

[7] 马远征, 王以朋, 刘强, 等. 中国老年骨质疏松诊疗指南(2018)[J]. 中国实用内科杂志, 2019, 39(1): 51.

[8] 王建, 张冰. 临床中药学(第3版)[M]. 北京: 人民卫生出版社, 2021.

[9] 谢梦洲, 朱天民. 中医药膳学(第3版)[M]. 北京: 中国中医药出版社, 2016.

[10] 赖明星, 邢利威, 赵冬, 等. 针灸对原发性骨质疏松症骨代谢影响的研究概述[J]. 辽宁中医杂志, 2020, 47(12): 207–211.

[11] 邵雨薇, 舒晴, 田峻. 针灸防治骨质疏松症机制的研究进展[J]. 上海针灸杂志, 2020, 39(3): 381–386.

[12] 石学敏．针灸学 [M]. 北京：中国中医药出版社，2015：168.
[13] 赵荣，王祖红，李雷．针灸治疗骨质疏松症 [M]. 昆明：云南科技出版社，2018：166–183.
[14] 刘天君，华卫国．中医气功学 [M]. 北京：中国中医药出版社，2005.
[15] 国家体育总局健身气功管理中心．健身气功·易筋经[M]. 北京：人民体育出版社，2003.
[16] 国家体育总局健身气功管理中心．健身气功·八段锦[M]. 北京：外文出版社，2009.
[17] 国家体育总局健身气功管理中心．健身气功·五禽戏[M]. 北京：人民体育出版社，2003.
[18] 常青，王洁，刘维海，等．基于文献分析的药食同源中药在骨质疏松症治疗中的应用 [J]. 中医药导报，2020，26（15）：173–176.
[19] 赵荣，刘自力，王建明，等．针罐合用提高骨质疏松症患者生存质量 [J]. 中国针灸，2008，28（12）：873–875.